Henri Donald Mutarambirwa

Facteurs de risque des hémorragies du post-partum à Yaoundé

Henri Donald Mutarambirwa

Facteurs de risque des hémorragies du post-partum à Yaoundé

Étude transversale analytique

Presses Académiques Francophones

Imprint
Any brand names and product names mentioned in this book are subject to trademark, brand or patent protection and are trademarks or registered trademarks of their respective holders. The use of brand names, product names, common names, trade names, product descriptions etc. even without a particular marking in this work is in no way to be construed to mean that such names may be regarded as unrestricted in respect of trademark and brand protection legislation and could thus be used by anyone.

Cover image: www.ingimage.com

Publisher:
Presses Académiques Francophones
is a trademark of
International Book Market Service Ltd., member of OmniScriptum Publishing Group
17 Meldrum Street, Beau Bassin 71504, Mauritius

Printed at: see last page
ISBN: 978-3-8416-3575-4

Zugl. / Agréé par: Yaoundé, Université de Yaoundé I, 2014

Copyright © Henri Donald Mutarambirwa
Copyright © 2015 International Book Market Service Ltd., member of OmniScriptum Publishing Group
All rights reserved. Beau Bassin 2015

TABLE DES MATIERES

TABLE DES MATIERES i
DEDICACES iv
REMERCIEMENTS v
LISTE DU PERSONNEL ENSEIGNANT ET ADMINISTRATIF vii
SERMENT D'HIPPOCRATE xiv
LISTE DES ABREVIATIONS xv
LISTE DES TABLEAUX xvi
LISTE DES FIGURES xvii
RESUME xviii
SUMMARY xx

    CHAPITRE I: INTRODUCTION GENERALE 2
        I.1.   Introduction 3
        I.2.   Justification de l'étude 5
        I.3.   Question de recherche 6
        I.4.   Hypothèse de recherche 6
    CHAPITRE II:OBJECTIFS 7
        II.1. Objectif général 8
        II.2. Objectifs spécifiques 8
    CHAPITRE III:REVUE DE LA LITTERATURE 9
        III.1.   Rappels anatomiques et physiologiques 10
            A.   Appareil génital féminin 10
        III.2.   Physiologie de l'accouchement 14
            A.   Phénomènes mécaniques de l'accouchement 15
            B.   Physiologie de la délivrance 16
            C.   Les lochies 18
        III.3. Hémorragie du post partum (HPP) 18
            1)   Définition 18
            2)   Epidémiologie 19
            3)   Les facteurs de risque 20
            4)   Etiopathogénie des hémorragies du post partum 21
        III.4. Diagnostic de l'hémorragie du post partum 30

    A. Reconnaitre à temps les patientes à haut risque d'HPP avant l'accouchement 30

    B. Bonne estimation de la spoliation sanguine avant l'altération des signes vitaux...31

III.5. Complications de l'hémorragie du post partum 36

III.6. Conduite à tenir devant une HPP 37

    1) Identifier la cause du saignement ; assurer la vacuité utérine 37

    2) Restauration du volume sanguin circulant 38

    3) Traitement en fonction de l'étiologie 39

CHAPITRE IV : METHODOLOGIE 47

    1. Type d'étude 48

    2. Période de l'étude 48

    3. Lieu de l'étude 48

    4. Population d'étude 48

    5. Echantillonnage 49

    6. Taille de l'échantillon 49

    7. Procédure 50

    8. Collecte des données 53

    9. Analyse statistique des données. 55

    10. Considérations éthiques et autorisations administratives 55

    11. Matériel utilisé 55

CHAPITRE V : RESULTATS 57

    I. CARACTERISTIQUES DE LA POPULATION D'ETUDE 58

    1. Caractéristiques sociodémographiques 58

    2. Caractéristiques obstétricales 62

    2.1. Gravidité 62

    2.2. La parité 62

    2.3. Nombre d'avortement 63

    2.4. Antécédents d'interruption volontaire de grossesse(IVG) 64

    2.5. Répartition des femmes selon la méthode d'IVG 65

    3. Antécédents gynéco-obstétricaux 65

    4. Antécédents médicaux 66

    5. Antécédents chirurgicaux 67

    6. Suivi de la grossesse actuelle 67

    II. FACTEURS DE RISQUE DES HEMORRAGIES DU POST PARTUM PRIMAIRE. 71

	1. Facteurs sociodémographiques	71
III.	PRONOSTIC MATERNEL	77

CHAPITRE VI:DISCUSSION 78
   1. CARACTERISTIQUES DE LA POPULATION D'ETUDE 79
      11.1. Caractéristiques sociodémographiques 79
   12. FACTEURS DE RISQUE DES HEMORRAGIES DU POST PARTUM PRIMAIRE. 81
      12.1. Facteurs de risque médicaux 81
      12.2. Facteurs de risque gynéco obstétricaux 82
      12.3. Pronostic maternel 83

CHAPITRE VII : CONCLUSION ET RECOMMANDATIONS 85
CONCLUSION 86
RECOMMANDATIONS 87
REFERENCES 88
ANNEXES 94

DEDICACES

Je dédie ce travail au grand maître qui anime l'univers et le soutient de sa main Puissante ; médecin par excellence: le Christ, qui m'associe à l'œuvre de la guérison tridimensionnelle de mes semblables. Je lui donne ce travail en signe de reconnaissance et comme gage de mon dévouement au service des plus vulnérables de notre société. Puisse-t-il bénir mes maîtres (professeurs et encadreurs) à travers qui, il m'élève au rang des serviteurs de l'humanité. Et aussi ; à ma famille et à tous ceux qui ont contribué de près comme de loin à ma formation et à la réalisation de ces recherches.

REMERCIEMENTS

A celui qui est « je suis » dont la conduite et la protection durant mes pérégrinations sont indiscutables.

A ce pays : le Cameroun et ceux qui le peuplent qui m'ont adopté comme un fils, et dont la terre est un asile reposant dans un monde qui offre malheur et dépossession.

A mon Directeur et Co-directeur de thèse, d'avoir accepté avec bienveillance de diriger ce travail.

Au Professeur MBU Robinson ENOW, pour le soin pris, et le temps consacré au bon déroulement de ce travail.

Au Docteur NKWABONG Elie, merci d'avoir accepté de codiriger cette thèse, merci de la disponibilité de toutes les remarques et corrections et du soutien moral pendant cet exercice de recherche.

A mes parents NGIRUWONSANGA Vincent et MUKAKABERA Eleda ; au prix de vos convenances personnelles, vous vous êtes surpassés espérant contre toute réalité en notre avenir ; ce travail puisse-t-il être une couronne de vos sacrifices et vous offrir une joie de vivre malgré tout.

A ma sœur et frères UWITONZE Henriette, NSABIMANA Rémy, NSENGIYUMVA Xavio, UWIMANA Sept ; NIYIGENA Ange et KARAMBIZI Jean. Mes compagnons d'endurance dans les différents fronts de combat de notre vie d'équipe.

Aux familles RUZINDANA Donald, NSENGAMUNGU Joël, RUGIRA Fidèle, TUYISENGE Jennifer ; qui ont énormément soutenu ma vie d'élève et d'étudiant.

Aux familles NOAH Casimir, ONYEAÑUOULA ODOCHOUKUO Adonis et à MAGNE Justine, qui m'ont soutenu et dont l'affection a été d'un apport immense pour toute la formation à la profession médicale.

A toute ma famille Camerounaise de la communauté spirituelle d'OYOM-ABANG.

A tous les membres de la communauté Rwandaise réfugiée à Yaoundé dont je ne puis citer les noms sur ces pages.

A la Faculté de Médecine et des Sciences Biomédicales de l'Université de Yaoundé 1.Pour l'éducation acquise sous son toit, « faire les études de médecine est un privilège mais les avoir fait au CUSS en est un de plus. »

A mes maîtres pour les connaissances et la pratique de l'art médical qu'ils m'ont transmis avec patience et persévérance.

Aux honorables membres du Jury qui me feront l'honneur immense d'enrichir mon initiation à la recherche en santé et de parfaire mon travail par leurs correction et remarques.

Au docteur NDA'A André, pour son appui considérable au cours de cette année académique.

Au révérend, prêtre NSANZIMANA Jean Paul, qui a été avec moi dans les méandres et moindre détails de ce travail de recherche.

Aux révérendes sœurs Christina ANTOLIN TONAS et Maria PILLARD qui m'ont soutenu et dont la confiance m'inspire aujourd'hui une profonde gratitude.

Au docteur Patrick MORICE et son épouse pour leur appui.

Au docteur NSABIMANA Vincent pour ses conseils et orientations.

A mes amis, TOUBOUE Brice ; CHEYEM Zobel ; KAYAWA Stéphane ; KAMGNIA Nathalie ; FOE Marie ; MOUSTAPHA ETAPE et NDOUMBE PAMSY Nelly.

A tout le personnel de la maternité principale de Yaoundé.

A toutes les femmes qui ont participé à cette étude.

A tous ceux qui de près ou de loin ont contribué à ce travail.

LISTE DU PERSONNEL ENSEIGNANT ET ADMINISTRATIF
DE LA FACULTÉ DE MÉDECINE ET DES SCIENCES BIOMÉDICALES

Année académique 2013/2014

1. Personnel administratif

Pr. EBANA MVOGO CÔME	Doyen
Pr. ZE MINKANDE Jacqueline	Vice-Doyen chargé de la programmation et du suivi des activités académiques
Pr. KOKI NDOMBO Paul	Vice-Doyen chargé de la Recherche et de la Coopération
Pr. NJAMNSHI Alfred Kongnyu	Vice-Doyen chargé de la Scolarité, des Statistiques et du Suivi des étudiants
Pr. NKO'O AMVENE Samuel	Coordonnateur Général du cycle de spécialisation
Pr. NGANDEU Madeleine	Chef de Division des Affaires Académiques de la Scolarité et de la Recherche
Mme BOKALLY Lydie	Chef de la Division des Affaires Administratives et Financières
Pr BENGONDO M. Charles	Coordonnateur de la Filière Bucco-dentaire.
Pr ESSOMBA Claudine	Coordonnateur de la Filière Pharmacie
Pr ONGOLO ZOGO Pierre	Coordonnateur de la Filière Internat
Mme ASSEMBE Pauline	Chef de service Financier
M. BOUDJIKO YOUKEKA Pierre	Chef de service de l'Administration Générale et du Personnel
Mme TSENDE Olive Michèle	Chef de service de la Scolarité et des Statistiques

M. AKOLATOU MENYE Augustin	Chef de service du matériel et de la Maintenance
Mme ASSAKO Anne	Chef de service des Diplômes, des Programmes d'enseignement et de la Recherche
Mme ANDONG Elisabeth	Bibliothécaire en chef
Mme FANDIE	Comptable Matières

2. Personnel enseignant

a) Professeurs

1.	ABENA OBAMA Marie Thérèse	Pédiatrie
2.	ANGWAFO III FRU	Chirurgie/Urologie
3.	ASONGANYI TAZOACHA	Biochimie/Immunologie
4.	BELLA HIAG Assumpta	Ophtalmologie
5.	BINAM Fidèle	Anesthésie/Réanimation
6.	DJIENTCHEU Vincent de Paul	Neurochirurgie
7.	EBANA MVOGO Côme	Ophtalmologie
8.	ESSAME OYONO Jean-Louis	Anatomie/Pathologique
9.	ESSOMBA Arthur	Chirurgie Générale
10.	FOMULU Joseph Nelson	Gynécologie/Obstétrique
11.	GONSU FOTSIN Joseph	Radiologie/Imagerie Médicale
12.	KASIA Jean Marie	Gynécologie/Obstétrique
13.	KINGUE Samuel	Médecine Interne/Cardiologie
14.	KOULLA Sinata Shiro	Microbiologie/Maladies infectieuses
15.	KUABAN Christopher	Médecine Interne/Pneumologie
16.	LEKE Rose	Parasitologie/Immunologie
17.	MBANYA Dora	Hématologie
18.	MBANYA Jean Claude	Médecine Interne/Endocrinologie
19.	MBONDA Elie	Pédiatrie
20.	MOYOU SOMO Roger	Parasitologie
21.	NDJITOYAP NDAM Elie Claude	Médecine Interne/Gastro-entérologie
22.	NDJOLO Alexis	O. R. L.
23.	NGADJUI TCHALEU Bonaventure	Pharmacognosie et Chimie Pharmaceutique

	24. NGOGANG Jeanne	Sciences Physiologiques/Biochimie
	25. NJAMNSHI Alfred Kongnyu	Neurologie/Neurophysiologie Clinique
	26. NKO'O AMVENE Samuel	Radiologie/Imagerie Médicale
	27. NOUEDOUI Christophe	Médecine Interne/Endocrinologie
	28. SOSSO Maurice Aurélien	Chirurgie Générale
	29. SOW Mamadou	Chirurgie/Urologie
	30. TAKONGMO Samuel	Chirurgie Générale
	31. TETANYE EKOE	Pédiatre
	32. ZE MINKANDE Jacqueline	Chirurgie/Anesthésie/Réanimation
b)	**Maîtres de Conférences**	
	1. ADIOGO Dieudonné	Microbiologie
	2. AFANE ELA Anatole	Anesthésie/ Réanimation
	3. AFANE ZE Emmanuel	Médecine Interne/Pneumologie
	4. ASONGALEM Emmanuel ACHA	Pharmacologie
	5. ATCHOU Guillaume	Physiologie Humaine
	6. BAHEBECK Jean	Chirurgie Orthopédique
	7. BELLEY PRISO Eugène	Gynécologie/Obstétrique
	8. BENGONDO MESSANGA Charles	Stomatologie
	9. BEYIHA Gérard	Anesthésie/Réanimation
	10. BISSEK Anne Cécile	Médecine Interne/Dermatologie
	11. BIWOLE SIDA Magloire	Médecine Interne/Gastro-entérologie
	12. BOB'OYONO Jean Marie	Anatomie/Chirurgie pédiatrique
	13. DONG A ZOCK	Biophysique / Médecine nucléaire
	14. ELLONG Augustin	Ophtalmologie
	15. ELOUNDOU NGAH Joseph	Chirurgie/Neurochirurgie
	16. ESSOMBA Claudine	Pharmacognosie et Chimie Pharmaceutique
	17. EYENGA Victor Claude	Chirurgie/Neurochirurgie
	18. FEWOU Amadou	Anatomie Pathologie
	19. FOKUNANG Charles	Pharmacotoxicologie/Pharmacocinétique
	20. FOUDA Pierre	Chirurgie/Urologie
	21. KOKI NDOMBO Paul	Pédiatrie
	22. LUMA Henry NAMME	Bactériologie/Virologie
	23. MASSO MISSE Pierre	Chirurgie Générale
	24. MBACHAM Wilfried	Biochimie
	25. MBOPI KEOU François-Xavier	Bactériologie/Virologie
	26. MBOUDOU Emile Télesphore	Gynécologie/Obstétrique

27.	MBU ENOW Robinson	Gynécologie/Obstétrique
28.	MONEBENIMP Francisca	Pédiatrie
29.	MOUELLE SONE Albert	Radiothérapie
30.	MOUKOURI Ernest	Ophtalmologie
31.	MOUSSALA Michel	Ophtalmologie
32.	MPONDO MPONDO Emmanuel	Pharmacotoxicologie et Pharmacocinétique
33.	NANA Philip NJOTANG	Gynécologie/Obstétrique
34.	NDOM Paul	Médecine Interne/Oncologie
35.	NGOWE NGOWE Marcellin	Chirurgie Générale
36.	NJOCK Richard Fiacre	O. R. L.
37.	NJOYA Oudou	Médecine Interne/Gastro-entérologie
38.	NKAM Maurice	Physiologie/Pharmacologie et
39.	OKOMO ASSOUMOU Marie Claire	Bactériologie/Virologie
40.	ONDOBO ANDZE Gervais	Chirurgie Pédiatrique
41.	ONGOLO ZOGO Pierre	Radiologie/Imagerie médicale
42.	OYONO ENGUELLE Samuel	Physiologie Humaine
43.	NGANDEU Madeleine	Médecine Rhumatologie
44.	TAKOUGANG Innocent	Santé Publique
45.	TANYA Agatha	Nutrition Thérapeutique
46.	YOMI Jean	Radiothérapie.

c)- Chargés de Cours

1.	AHANDA ASSIGA	Chirurgie Générale
2.	AMA MOOR Vicky Joceline	Biochimie
3.	ANKOUANE Andolou	Médecine Interne /Gastro-entérologie
4.	ASHUNTANTANG Gloria	Médecine Interne/Néphrologie
5.	BILLONG Serges Clotaire	Santé Publique
6.	CHELO David	Pédiatrie
7.	CHETCHA CHEMEGNI Bernard	Microbiologie/Hématologie
8.	CHIABI Andreas	Pédiatrie
9.	DJOMOU François	ORL
10.	DOH BIT Julius	Gynéco-obstétrique
11.	EPEE Emilienne	Ophtalmologie
12.	ESIENE Agnès	Chirurgie/Anesthésie/Réanimation

13.	ESSI Marie-Josée	Anthropologie médicale/Santé Publique
14.	ETOM EMPIME	Neurochirurgie
15.	ETOUNDI MBALLA Georges Alain	Médecine Interne/Pneumologie
16.	FARIKOU Ibrahima	Chirurgie orthopédique
17.	FOUEDJIO Jeanne	Gynéco-obstétrique
18.	FOUMANE Pascal	Gynéco-obstétrique
19.	GONSU Hortense	Bactériologie
20.	GUEDJE Nicole Marie	Pharmacognosie et Chimie Pharmaceutique
21.	GUEGANG GOUJOU Emilienne	Neuroradiologie
22.	GUIFO Marc Leroy	Chirurgie générale
23.	HAMADOU BA	Médecine Interne /Cardiologie
24.	HANDY EONE Daniel	Chirurgie
25.	KABEYENE OKONO Angèle	Histo-Embryologie
26.	KAGMENI Giles	Ophtalmologie
27.	KAMGNO Joseph	Santé Publique /Epidémiologie
28.	KAZE FOLEFACK François	Médecine Interne /Néphrologie
29.	KECHIA Frederick AGEM	Microbiologie /Mycologie
30.	KEMFANG NGOWA Jean Dupont	Gynéco-obstétrique
31.	KOBELA Marie	Pédiatrie
32.	KOLLO Basile	Santé Publique
33.	KOUOTOU Emmanuel Armand	Médecine Interne /Dermatologie
34.	KUATE TEGUEU Calixte	Médecine Interne /Neurologie
35.	LOBE Emmanuel	Médecine Interne/Néphrologie
36.	MAH Evelyn MUNGYEH	Pédiatrie
37.	MBASSI AWA Hubert Désiré	Pédiatrie
38.	MENANGA Alain Patrick	Médecine Interne /Cardiologie
39.	MENDIMI NKODO Joseph	Sc. morph/Anatomie pathologique
40.	MINDJA EKO David	Chirurgie maxillo faciale
41.	MOIFO Boniface	Radiologie/Imagerie
42.	MONABANG ZOE Cathy	Radiologie/Imagerie
43.	MOUAFO TAMBO Faustin	Chirurgie
44.	TORIMIRO Judith	Sc. Physiologiques Biologie moléculaire
45.	NGABA OLIVE Nicole	O.R.L.
46.	NGAMENI Barthélémy	Pharmacognosie et Chimie Pharmaceutique
47.	NGO NONGA Bernadette	Chirurgie Générale

48.	DOUALLA Marie Solange	Médecine Interne/Rhumatologie
49.	NGOUPAYO Joseph	Pharmacognosie et Chimie Pharmaceutique
50.	DONGMO Félicité	Pédiatrie
51.	NGUEFACK Séraphin	Pédiatrie
52.	NGUEFACK TSAGUE Georges	Santé Publique/Biostatistiques
53.	NGUIDJOE Evrard Marcel	Pharmacotoxicologie/Pharmacocinétique
54.	NJOUMEMI Zakariaou	Santé Publique /Economie santé
55.	NKOA Thérèse	Microbiologie/Hématologie
56.	NKWABONG Elie	Gynéco-obstétrique
57.	NNANGA NGA	Pharmacie Galénique et Législation Pharmaceutique
58.	NTONE ENYIME Félicien	Médecine Interne/Psychiatrie
59.	ONDOA MEKONGO Martin	Pédiatrie
60.	ONGOTSOYI Angèle Hermine	Pédiatrie
61.	OWONO Didier	Ophtalmologie
62.	OWONO ETOUNDI Paul	Anesthésie-Réanimation
63.	PEFURA YONE Eric	Médecine Interne /Pneumologie
64.	PIEME Constant Anatole	Sciences Physiologiques/Biochimie
65.	PISOH Christopher	Chirurgie Générale
66.	SANDO Zacharie	Anatomie pathologique
67.	SOBNGWI Eugène	Médecine Interne/Endocrinologie
68.	TAYOU TAGNY Claude	Microbiologie/Hématologie
69.	TEBEU Pierre Marie	Gynéco-obstétrique
70.	FOKUNANG Estella épse	Pharmacotoxicologie/Pharmacocinétique
71.	TOUKAM Michel	Microbiologie
72.	ZEH Odile Fernande	Radiologie/Imagerie Médicale

d) Assistants

1.	AKABA Désiré	Sciences morphologiques/Anatomie
2.	AZABJI KENFACK Marcel	Sciences Physiologiques
3.	BETSEM A BETSEM	Biologie Clinique
4.	GAMNE GUIADEM Catherine M.	Médecine dentaire
5.	KAMGA OLEN Jean pierre Olivier	Médecine Interne
6.	MOULION NANA Albert	Chirurgie
7.	NANA OUMAROU DJAM Blondel	Chirurgie

8. NDIKUM Valentine — Sc. Physiologiques/Pharmacologie
9. ABONDO Rose — Pharmacie Galénique et Législation
10. NNOMOKO Eliane — Anesthésie/Réanimation
11. NOKAM TAGUEMNE Marie Elvire — Médecine dentaire
12. KAMGAING Nelly — Pédiatrie
13. NSEME ETOUCKEY Eric — Sc. Morphologiques/Médecine Légale
14. TABI OMGBA Yves — Pharmacotoxicologie/Pharmacocinétique
15. GUELA SIMO — Médecine Interne /Cardiologie

e)- Cycle des Etudes Biomédicales et Médico-sanitaires

Pr. BINAM Fidèle — Coordinatrice générale

Pr TANYA NGUTI KIEN — Coordinatrice générale -adjointe

Pr ZE MINKANDE Jacqueline — Coordinatrice du cycle Médico-sanitaires

SERMENT D'HIPPOCRATE

(Déclaration de Genève)

Je m'engage solennellement à consacrer toute ma vie au service de l'humanité.

Je réserverai à mes Maîtres le respect et la gratitude qui leurs sont dus.

J'exercerai consciencieusement et avec dignité ma profession.

La santé du malade sera ma seule préoccupation.

Je garderai les secrets qui me sont confiés.

Je sauvegarderai par tous les moyens possibles, l'honneur et la noble tradition de la profession médicale.

Je ne permettrai pas que les considérations d'ordre religieux, national, racial, politique ou social, aillent à l'encontre de mon devoir vis-à-vis du malade.

Mes collègues seront mes frères.

Je respecterai au plus haut degré la vie humaine et ceci dès la conception; même sous la menace, je n'utiliserai point mes connaissances médicales contre les lois de l'humanité.

Je m'engage solennellement sur l'honneur et en toute liberté à garder scrupuleusement ces promesses.

LISTE DES ABREVIATIONS

- CHUY : Centre Hospitalier et Universitaire de Yaoundé
- CIVD : Coagulation Intravasculaire Disséminée.
- Cm : Centimètre
- CPN : Consultation Pré-Natales.
- DA : Délivrance Artificielle.
- DDR : date des dernières règles
- GATPA : Gestion Active de la Troisième Phase d'Accouchement.
- HCY: Hôpital Central de Yaoundé.
- HGY : Hôpital Général de Yaoundé
- HPP : Hémorragie du Post partum
- HPPi : Hémorragie du Post partum immédiat.
- HPPp : Hémorragie du postpartum primaire.
- HTA : Hypertension artérielle
- HU : Hauteur Utérine
- IVG : Interruption Volontaire de Grossesse
- MFIU : Mort fœtale in Utero
- Ml : Millilitre
- MP : Maternité principale
- OMS : Organisation Mondiale de la Santé
- RU : Révision utérine
- SA : semaines d'aménorrhée.
- TPI : Traitement préventif intermittent
- VIH : Virus de l'immunodéficience humaine

LISTE DES TABLEAUX

Tableau I : Utilisation des ocytociques(22). 42
Tableau I : l'âge des parturientes 58
Tableau II : La gravidité des parturientes 62
Tableau III : La parité des parturientes 63
Tableau IV : La méthode d'IVG utilisée par les femmes 65
Tableau V : Les antécédents gynéco-obstétriques des parturientes 65
Tableau VI : Répartition des femmes selon le nombre de CPN 68
Tableau VII : Age maternel comme facteur de risque 71
Tableau VIII : Lieu de résidence comme facteur de risque 71
Tableau IX : Facteurs de risque gynéco-obstétricaux de l'Hémorragie du post partum primaire 72
Tableau X1 : Facteurs de risque médicaux de l'hémorragie du post partum primaire 73
Tableau XI : Facteurs de risque liés au suivi de la grossesse 74
Tableau XII : Facteurs de risque liés au travail et à l'accouchement 75
Tableau XIII : Facteurs de risque des hémorragies dans le post partum immédiat 76
Tableau XIV : Facteurs de risque des hémorragies dans le postpartum immédiat 77

LISTE DES FIGURES

Figure i: Schéma annoté de l'appareil génital féminin(18) 10
Figure ii: Dispositif BRASSS-V pour la collection des pertes sanguines(38). 32
Figure iii: le vêtement KANGA 33
Figure iv: Technique de la délivrance artificielle(20) 40
Figure v : Technique de la suture de B-Lynch(48) 45
Figure 1: Procédure de recrutement et de collecte des données de l'étude 52
Figure 2: Le statut matrimonial des parturientes 59
Figure 3: La profession des parturientes 60
Figure 4: La religion des parturientes 61
Figure 5: Le lieu de résidence des parturientes 61
Figure 6: Répartition des femmes selon le nombre d'avortement 63
Figure 7: Les antécédents d'interruption volontaire de grossesse des parturientes 64
Figure 8: Les antécédents médicaux des parturientes 66
Figure 9: Répartition des femmes selon l'antécédent d'une intervention opératoire 67
Figure 10: L'âge gestationnel des parturientes 68
Figure 11: Répartition des femmes ayant fait une échographie au 3ème trimestre de la grossesse 69
Figure 12: Répartition des femmes selon le poids fœtal 69
Figure 13: La hauteur utérine des parturientes 70
Figure 14: Hemoglobinomètre URIT12 avec bandelettes 102
Figure 15: Application de sang sur la bandelette URIT 12 103
Figure 16: Lecture des résultats sur l'écran URIT 12 104

RESUME

INTRODUCTION

L'hémorragie du post partum primaire (HPP) est une perte de sang supérieure ou égale à 500 ml après un accouchement par les voies naturelles, survenant dans les 24 heures et provenant du tractus génital de la femme. Elle est aussi définie par une perte de 10% du volume plasmatique. Toutes les quatre minutes, une femme meurt de suite d'HPP. Selon l'OMS les hémorragies obstétricales causent 127000 décès chaque année et restent la première cause de mortalité maternelle et la majorité de ces décès surviennent dans les heures qui suivent l'accouchement et dans la plupart des cas sont dus à l'HPP. Au Cameroun, la prévalence de l'HPP est de 4.1%. La majorité des études faites dans notre milieu se basent sur l'estimation visuelle des pertes sanguines qui sous-estime celles-ci de 30 à 50% dans près de 40% des accouchements. C'est dans le but de rechercher les facteurs de risque des HPP après un accouchement par voie basse que nous avons conduit cette étude à la maternité principale de Yaoundé.

METHODOLOGIE

Nous avons mené une étude transversale analytique sur une période de cinq mois. Notre population cible était constituée de toutes les femmes reçues en travail et qui accouchaient par voie vaginale. Les parturientes dont l'âge gestationnel était inférieur à 28 semaines d'aménorrhée, ou qui présentaient une hémorragie antepartale ou une indication de césarienne étaient exclues de l'étude. Nous prenions un premier taux d'hématocrite(H1) et 24 heures après l'accouchement le second(H2) et la différence était calculée (au moyen d'un hemoglobinimètre portable URIT12®). Les femmes avec une différence d'hématocrite $\geq$ à 10% étaient retenues dans le groupe d'étude et celles avec un taux < à 10% dans le groupe contrôle. Nous avons ensuite recherché les facteurs de risque dans le groupe de femmes victimes d'HPP. L'analyse statistique a été faite par le logiciel, EPI INFO™ version 3.5.4 ; le test chi² ; l'Odds ratio et un intervalle de confiance à 95% ont été utilisés.

RESULTATS

L'incidence de l'HPP était de 13,9%. l'âge moyen de notre population était de 27,1± 6ans. Les facteurs de risque retrouvés dans notre étude étaient : L'âge < 20 ans (OR= 2.26 95%CI 0.6-7.6;P=0.16) ; les femmes rurales (OR= 2.46 95%CI 0.4-13.4;P= 0.21) ; les antécédents d'HPP immédiat(OR= 1.6 95%CI 0.3-2.7;P= 0.55) ; les antécédents d'IVG (OR=1.04 95%CI 0.3-2.7 ; P=0.5) et de déchirure périnéale (OR=1.51 95%CI 0.64-3.5;P=0.22) ; l'hypertension artérielle en grossesse(OR=2.7 95%CI 0.6-11.0;P=0.15). La stimulation du travail (OR=1.96 95%CI 0.6-3.1;P=0.2);fièvre pendant le travail (OR=1.6 95%CI 0.07-4.8;P=0.52);utérus myomateux (OR=1.79 95%CI 1.19-16.8;P=0.4) ; la mort fœtale in utero (OR=3.1 95%CI 0.8-10.7;P=0.08); ; et un poids ≥ 3500 grammes(OR= 1.15 95%CI 0.4-2.7;P=0.4) constituent aussi des facteurs de risque. Dans le post partum immédiat; les déchirures des parties molles. Le poids < 2500 grammes était un facteur protecteur.

Par ailleurs, l'atonie utérine (ORa= 13,1 95% 3,8-44,5 P=0,001) et l'antécédent de saignement sur grossesse (ORa= 5,9 95% 1,45-24,52 P= 0,01) des facteurs statistiquement significatifs. Les facteurs infectieux au cours de la grossesse exposeraient les femmes à l'hémorragie de la délivrance. Il s'agit du paludisme en grossesse (OR=1.1 95%CI 0.4-2.5; P=0.4); de l'infection à VIH (OR=1.8 95%CI 0.6-5.4;P=0.2) et les hépatites virales (OR=1.6 95%CI 0.1-16.1;P=0.5).

CONCLUSION

L'hémorragie du post partum primaire demeure un problème obstétrical majeur à la maternité principale de Yaoundé. L'atonie utérine, l'antécédent de saignement sur grossesse étaient associés à la survenue de l'HPP. Les facteurs infectieux (Paludisme, infection à VIH et les hépatites virales) sont à prendre en compte.

RECOMMENDATIONS

Au regard de nos résultats, nous recommandons aux praticiens d'éduquer les femmes sur la localisation et le massage utérins en post partum immédiat ; et aux hôpitaux de confectionner des kits d'accouchement comportant des sacs de collecte des pertes sanguines pour le diagnostic instantané de l'HPP.

Mots clés : hémorragie du Post-partum, facteurs de risque, diagnostic.

SUMMARY

INTRODUCTION

Primary postpartum hemorrhage (PPH) is a lost of more than 500 ml of blood from the female genital tract, that occurs within 24 hours after a vaginal delivery. It is also defined as a lost of 10% of plasma volume. Every four minutes, a woman dies of PPH .According to the World health Organization (WHO), 127000 deaths every year are due to obstetrical hemorrhage, and this is the first cause of maternal mortality, and most of the deaths occur within hours that follow delivery and most often due to PPH.

The prevalence of PPH in Cameroon is 4.1%. Most of the studies done in our setting are based on visual evaluation of blood lost and this underestimates the blood lost by 30 to 50% in about 40% of deliveries. This study was therefore aimed at determining the risk factors of PPH after vaginal deliveries in the Yaoundé Central Hospital.

METHODOLOGY

This was an analytic cross-sectional study during a period of five months. We recruited all pregnant in labour and who delivered per vagina. Parturient women with gestational age less than 28 weeks or with antepartum or an indication for caesarian section were excluded. Two hematocrits were taken at 24 hours interval and the difference calculated (using portable URIT 12 haemoglobinometer). Women with a hematocrit difference $\geq 10\%$ constituted the study group, while those with a difference $<10\%$ constituted the control group. We then look out for risk factors in the group of women with PPH. EPI INFO version 3.5.4 was used for data analysis. Odds ratio and 95% confidence intervals were used to assess the effect of potential risk factors on the occurrence of PPH. $P< 0.05$ was considered statistically significant.

RESULTS

The incidence of PPH was 13.9%. The mean of ages of the study population was 27.1 ± 6 year. We founded in our study several risk factors: Age < 20 years (OR= 2.26

95%CI 0.6-7.6;P=0.16); Rural women(OR= 2.46 95%CI 0.4-13.4;P= 0.21);Previous postpartum hemorrhage (OR= 1.6 95%CI 0.3-2.7;P= 0.55); previous perineal tears(OR=1.51 95%CI 0.64-3.5;P=0.22); past history of induced abortion(OR=1.04 95%CI 0.3-2.7 ; P=0.5);hypertension during pregnancy (OR=2.7 95%CI 0.6-11.0;P=0.15); augmentation of labour (OR=1.96 95%CI 0.6-3.1;P=0.2);fever during the labour (OR=1.6 95%CI 0.07-4.8;P=0.52);uterine fibroids(OR=1.79 95%CI 1.19-16.8;P=0.4);intra uterine fetal death(OR=3.1 95%CI 0.8-10.7;P=0.08);fetal weight $\geq$ 3500 g (OR= 1.15 95%CI 0.4-2.7;P=0.4).In the immediate postpartum period: genital tract lacerations were associated with PPH. The fetal weight < 2500g was a protective factor.

Uterine atony (aOR=13.18 95%CI 3.8-44.5; P=0.000) and past history of bleeding during pregnancy (aOR=5.98 95%CI 1.4-24.5; P= 0.01) were statistically significant and predominant. Infectious diseases during pregnancy were associated with increased risk factors of PPH. These infectious diseases included: malaria (OR=1.1 95%CI 0.4-2.5; P=0.4), VIH infection (OR=1.8 95%CI 0.6-5.4; P=0.2) and hepatitis infection (OR=1.6 95%CI 0.1-16.1; P=0.5).

CONCLUSION

Primary postpartum hemorrhage remains a major obstetrical problem in the maternity of the Yaoundé central hospital. Uterine atony, past history of bleeding during pregnancy was associated with increased risk of PPH. Infectious diseases (malaria, HIV and hepatitis infection) are to be considered.

RECOMMENDATIONS

According to our results, we recommend to

Patricians: Educate women on the localization of the uterus and massage after delivery.

Hospitals: Prepare "delivery kits" including a collecting bag for the diagnosis of PPH in the delivery room.

__Key words__ : Post-partum hemorrhage, risk factors, diagnosis.

CHAPITRE I: INTRODUCTION GENERALE

I.1. Introduction

L'hémorragie primaire du post partum est classiquement définie comme une perte supérieure ou égale à 500 ml de sang après un accouchement par voie basse; survenant dans les 24 heures qui suivent l'accouchement ; provenant du tractus génital et supérieure à 1000 ml après une césarienne(1).Ou, une perte d'une quantité suffisante pour entraîner une instabilité hémodynamique chez la mère ; ou une perte de plus de 10% du volume sanguin total(2).Si la perte survient entre 24 heures et 42 jours après l'accouchement, c'est l'hémorragie secondaire du post partum (HPP)(1).

Toutes les 4 minutes, une femme meurt des suites d'HPP(3). Environ 500 000 femmes meurent au cours « de la grossesse ou de l'accouchement » chaque année dans le monde. Ces décès surviennent dans un pays en voie de développement dans 99 % des cas(4,5). Selon l'OMS les hémorragies obstétricales causent 127000 décès chaque année et restent la première cause de mortalité maternelle (5).

En Afrique, le taux de mortalité maternelle est voisine de 1%(variable selon la zone d'étude, mais plus élevée dans les zones rurales que dans les zones urbaines(6).La majorité de ces décès survient dans les heures qui suivent l'accouchement et dans la plupart des cas sont dus à l'HPP immédiat(7).A cause de la prévalence des facteurs de risque, les hémorragies obstétricales sont responsables de 30% de tous les décès maternels dans ces pays(8).

Une étude rétrospective faite au Nigeria sur cinq ans rapporte une incidence de 112 cas d'hémorragies du post partum sur les 6672 accouchements par voie vaginale(1,67%); 67,87% constituaient les hémorragies primaires du post partum avec 6,67% de décès maternels et 45% de morbidité (anémies sévères) ayant été sanctionnées par des transfusions sanguines(9).

Sosa *et al* ont rapporté dans une étude de cohorte prospective une incidence de 10,8%. Plusieurs études ont répertorié des facteurs de risque de survenue des HPP qui différent par leurs fréquences, en fonction du lieu géographique de l'organisation et de l'équipement des maternités(8,9).

Au Cameroun, Sango a retrouvé à l'hôpital général de Yaoundé une fréquence de 1,68% de cas d'HPP dans une étude rétrospective et descriptive de février 1992 à décembre 2006.L'étiologie la plus fréquente était l'hémorragie de la délivrance avec un taux de 51,06%(10).

Tebeu *et al* en 2013 ont trouvé une incidence de 4,1% dans une étude rétrospective transversale au CHUY(11).

Afin de prévenir les décès par HPP ; l'identification des différents facteurs de risque constitue un début de prise en charge de cette urgence obstétricale(1,12,13).

L'augmentation exponentielle du nombre de décès maternels, malgré la mise en place d'équipes de gestion active de la troisième période de l'accouchement, illustre de manière précise l'importance du problème de santé publique que posent les hémorragies du post partum immédiat dans notre contexte. L'insuffisance de surveillance des grossesses favorisant l'émergence des facteurs de risques et la prise en charge inadéquate du travail sont à incriminer(14).

Ainsi la question de recherche qui en découle est celle de savoir quelles sont les femmes prédisposées à l'HPP (ou quels sont les facteurs de risque des HPP chez les femmes qui font l'accouchement par voie vaginale).

Pour y répondre nous avons mené une étude transversale analytique sur les facteurs de risque des HPP chez les femmes qui font l'accouchement par voie vaginale à la maternité principale de l'HCY au Cameroun.

I.2. Justification de l'étude

La mortalité maternelle reste un problème de santé publique dans les pays en voie de développement(2).

L'hémorragie du post partum en est une cause majeure et son diagnostic demeure un problème car l'estimation des pertes sanguines est visuelle et il est donc sous-estimé de 30 à 50% en dessous des chiffres réels(5,8).

La mesure objective des pertes sanguines a clairement démontré que la moyenne du sang perdu après un accouchement vaginal et une césarienne excède fréquemment 500ml et 1000 ml respectivement(15,16); l'incidence de ce problème serait plus grande(17) et les facteurs de risque associés plus nombreux.

Il serait utile de rechercher les femmes prédisposées à une HPP en vue d'anticiper dans la prise en charge pendant et après l'accouchement.

Nous avons recherché les facteurs de risque des HPP après un accouchement par voie basse.

I.3. Question de recherche

Quels sont les facteurs de risque des HPP chez les femmes ayant accouché par voie basse au à la MP de Yaoundé ?

I.4. Hypothèse de recherche

Les femmes qui font les hémorragies du post partum immédiat auraient une association de plusieurs facteurs de risque identifiables et sous-estimés.

CHAPITRE II : OBJECTIFS

II.1. Objectif général

Evaluer les facteurs de risque des hémorragies du post partum chez les femmes ayant accouché par voie vaginale à la MP de Yaoundé.

II.2. Objectifs spécifiques

1. Décrire le profil sociodémographique et obstétrical de toutes les femmes qui ont accouché par voie basse sans présenter d'HPP.
2. Décrire le profil sociodémographique et obstétrical des femmes qui font l'HPP immédiat après un accouchement par voie basse.
3. Comparer les données dans les deux groupes.
4. Rechercher les facteurs de risque des HPP dans les deux groupes.

CHAPITRE III : REVUE DE LA LITTERATURE

III.1. Rappels anatomiques et physiologiques

A. Appareil génital féminin

Il est constitué par les ovaires (gonades femelles) et les voies génitales : trompes utérines, utérus et vagin qui forment les organes génitaux internes. Ils sont situés à l'intérieur de la cavité pelvienne. Les autres organes génitaux de la femme sont les organes génitaux externes.

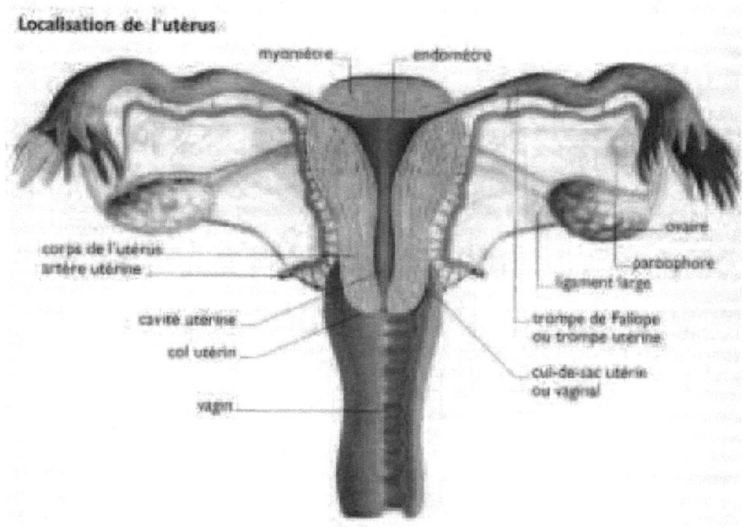

Figure i: Schéma annoté de l'appareil génital féminin(18)

A.1. Anatomie de l'utérus

L'utérus est situé dans le bassin, entre le rectum et la base de la vessie ; il s'agit d'un organe creux aux parois épaisses, destiné à accueillir, à héberger et à nourrir l'œuf fécondé. Il a à peu près la forme et la grosseur d'une poire renversée (chez la femme pré ménopausique qui n'a jamais été enceinte).L'utérus est généralement en antéversion. La partie la plus volumineuse de l'utérus est son corps ; et la partie légèrement rétrécie entre le corps et le col est l'isthme de l'utérus. Le col de l'utérus plus étroit constitue l'orifice de l'utérus ; il fait saillie dans le vagin localisé plus bas. Le canal endocervical communique avec le vagin par l'os externe et l'utérus par l'os interne. L'utérus a des dimensions variables : 6,5 cm de long ; 4 cm de largeur et 2 cm d'épaisseur chez les femmes nulligestes. Elles varient de 7 à 8 cm de longueur et 2 à 3 cm d'épaisseur. Il pèse 50 à 80 grammes(18).

A.2. L'utérus gravide

Au point de vue anatomique, l'utérus gravide comprend trois parties : le corps et le col qui sont séparés par l'isthme utérin qui va se développer dans les derniers mois de la grossesse devenant : le segment inférieur.

A.2.1 Le corps de l'utérus

L'utérus augmente progressivement de volume au cours de la grossesse ; Il mesure :
- à la fin du 3ème mois ....13cm de hauteur
- à la fin du 6ème mois.................21cm de hauteur
- à terme.. 32cm de hauteur

A terme son poids varie de 900 à 1200g. Sa capacité moyenne est de 4 à 5 litres. Sa forme varie avec l'âge de la grossesse ; globuleux pendant les premiers mois, il devient ovoïde à grand axe vertical et à grosse extrémité supérieure pendant les derniers mois.

Rapports : Au début de la grossesse les rapports de l'utérus encore pelvien sont les mêmes qu'en dehors de la grossesse. A terme, l'utérus est abdominal et il est limité :

En avant : par la paroi abdominale ; et par la vessie lorsqu'elle est pleine

En arrière : par la colonne vertébrale flanquée de la VCI (veine cave inférieure) et de l'aorte, les muscles psoas et une partie des anses grêles.

En haut : par le côlon transverse, les fausses côtes ; le bord inférieur du foie et de la vésicule biliaire, le cæcum, le côlon ascendant à droite ; les anses grêles et le côlon descendant à gauche.

- **Structure** : l'utérus est constitué de trois tuniques qui se modifient au cours de la grossesse :

La séreuse : s'hypertrophie pour suivre le développement du muscle. Elle adhère intimement à la musculeuse du corps alors qu'elle se clive facilement du segment inférieur

La musculeuse : est une épaisse couche moyenne composée de faisceaux entrecroisés de tissu musculaire lisse. L'évolution morphologique et fonctionnelle de la fibre utérine pendant la grossesse est sous la dépendance des œstrogènes.

La muqueuse : La tunique muqueuse de la cavité utérine est l'endomètre constitué d'un épithélium simple prismatique uni à un épais stroma de tissu conjonctif contenant une forte proportion de cellules. Elle se compose de deux couches : **la couche fonctionnelle** qui subit des modifications cycliques en réponse aux concentrations sanguines d'hormones ovariennes. **La couche basale**, plus mince et plus profonde élabore une nouvelle couche fonctionnelle après la fin de la menstruation.

La vascularisation de l'utérus est assurée par l'artère utérine (branche du tronc antérieur de l'iliaque interne) et accessoirement par l'artère ovarique (venant de l'aorte abdominale).

Dès l'implantation, la muqueuse se transforme en caduque ou déciduale. On en dénombre trois :
- **la caduque basale ou inter-utéro-placentaire** est située entre le pôle profond de l'œuf et le muscle utérin. Elle constitue ce qu'on appelle «placenta maternel».
- **la caduque ovulaire** recouvre l'œuf dans sa partie superficielle et le sépare de la cavité utérine
- **la caduque pariétale** répond à la partie extra placentaire de la cavité utérine.

A.2.2 Le segment inférieur

C'est la partie basse, amincie de l'utérus gravide ; elle est souple, distendue et passive ; elle mesure 2 à 4 cm et ne se contracte pas. Il n'existe que pendant la grossesse et n'acquiert son plein développement que dans les trois derniers mois ; Il est formé essentiellement de fibres conjonctives et élastiques. Il a la forme d'une calotte évasée ouverte en haut ; son caractère essentiel est sa minceur : quelques millimètres (2 à 4mm)(19).Cette minceur est d'autant plus marquée que le segment inférieur coiffe intimement la présentation.

• **Limites** :
- **inférieure** : orifice interne du col
- **Supérieure** : changement d'épaisseur de la paroi qui augmente assez brusquement en devenant corporéale. Environ 1 – 2 Cm en dessous de la limite supérieure du décollement du péritoine vésico-utérin

• **rapports** :
- **En avant** : Le repli péritonéal vésico utérin et la vessie
- **En arrière** : cul-de-sac de Douglas, rectum, promontoire(19).
- **Latéralement** : les vaisseaux utérins, l'uretère.

L'importance du segment inférieur est considérable au triple point de vue **clinique**, sa valeur pronostique capitale s'attache à sa minceur, son contact intime avec la présentation ; **physiologique**, lié à sa situation et à sa structure ; **pathologique** car il régit deux des plus importantes complications en obstétrique : placenta prævia et rupture utérine.

A.2.3 Le col de l'utérus

Contrairement au corps, il se modifie peu pendant la grossesse ; son volume, sa forme restent inchangés ; sa situation et sa direction ne changent qu'à la fin de la grossesse lorsque la présentation s'engage. L'état des orifices ne varie pas. Ils restent fermés jusqu'au début du travail chez la primipare ; chez la multipare l'orifice externe est souvent entrouvert.

Le col est formé de tissu conjonctif et de fibres élastiques ; sa muqueuse ne subit pas la transformation déciduale ; ses glandes sécrètent un mucus abondant qui se collecte dans le col sous forme d'un amas gélatineux : c'est le bouchon muqueux(20).

A.3. Le vagin

Le vagin est un tube à parois minces et extensibles qui mesure 8 à 10 cm de long. Il se compose de trois couches : l'adventice (couche fibro-élastique externe) ; la musculeuse (formée de muscles lisses) et la muqueuse dotée de plis transversaux. Il est localisé entre la vessie (en avant) et le rectum (en arrière) et s'étend du col de l'utérus jusqu'à l'extérieur du corps au niveau de la vulve.

A.4 Anatomie du placenta

Le placenta est l'organe d'échanges entre la mère et le fœtus ; sa formation se fait simultanément avec celle de l'embryon. Le syncytiotrophoblaste qui va constituer le placenta, apparaît dès le cinquième jour après la fécondation. C'est la couche la plus superficielle du blastocyste.

- **Structure du placenta :**

Examiné après la délivrance, le placenta à terme est une masse charnue discoïdale ou elliptique ; il mesure 16 à 20 cm de diamètre ; son épaisseur est de 2 à 3 cm au centre et 4 à 6mm sur les bords ; son poids au moment de la délivrance à terme est en moyenne de 500- 530grammes soit le sixième du poids du fœtus ; Il présente à décrire deux faces et un bord :

Une face fœtale : encore appelée plaque choriale ; elle est lisse, luisante, tapissée par l'amnios et qui laisse paraître par transparence les vaisseaux placentaires superficiels de gros calibre ; sur cette face s'insère le cordon ombilical, tantôt près du centre, tantôt périphérique.

Une face maternelle : encore appelée plaque basale elle est charnue formée de cotylédons polygonaux séparés par des sillons plus ou moins profonds et séparés par les septa.

Le bord du placenta est circulaire et se continue avec les membranes de l'œuf.

III.2. Physiologie de l'accouchement

L'accouchement est l'ensemble des phénomènes mécaniques et physiologiques qui ont pour conséquence la sortie du fœtus et de ses annexes hors des voies génitales maternelles, à partir du moment où la grossesse atteint le terme théorique de six mois c'est-à-dire 28 semaines d'aménorrhées.

- Entre 28 semaines et 37 semaines d'aménorrhées, l'accouchement est dit **prématuré** ;
- Entre 37 et 42 semaines d'aménorrhées, il est dit **à terme** ;
- Après 42 semaines d'aménorrhées, il est dit **en post terme**.
- Si l'accouchement se fait sans difficultés, il est dit **eutocique**,
- Si l'accouchement se fait avec difficultés, il est dit **dystocique**,
- S'il se fait sans apport thérapeutique il est dit **spontané**,
- S'il y a un apport thérapeutique de déclenchement, il est dit **provoqué**.

Le déroulement de l'accouchement comprend trois périodes :

- La première période correspond à **l'effacement et la dilatation du col**. Elle commence au début du travail jusqu'à la dilatation complète à 10cm ; elle dure 10 à 16 heures chez la primipare, 8 à 12 heures chez la multipare(19).
- La deuxième période correspond à « **l'expulsion du fœtus**». Elle commence à la dilatation complète du col de l'utérus jusqu'à la naissance du fœtus et dure en moyenne 30min chez la primipare et 5 à 20 min chez la multipare.
- La troisième période correspond à la **délivrance**. Elle va de la naissance du fœtus à la sortie du placenta et dure 5 à 45 min.

A. Phénomènes mécaniques de l'accouchement

Le franchissement de la filière pelvienne comporte huit étapes qui s'enchaînent et se chevauchent :

- **L'accommodation** : est un ensemble de phénomènes qui permet à la tête fœtale de présenter au détroit supérieur ses diamètres les plus petits ; elle comprend quatre opérations dont deux obligatoires (la **flexion** ; **l'orientation de la tête fœtale en oblique** ; l'asynclitisme ; le remodelage).
- **L'engagement** : comporte l'accommodation au détroit supérieur et l'engagement proprement dit. Cette accommodation est indispensable ; elle

commence en fin de grossesse et se termine au début du travail. L'engagement proprement dit peut se faire soit par synclitisme, soit par asynclitisme.
- **La descente et rotation interne**: suit l'engagement sous l'effet des contractions utérines. La présentation poursuit sa progression vers le bas. La tête va effectuer une rotation qui amène la suture sagittale et le lambda (petite fontanelle) dans le diamètre antéropostérieur de la fente urogénitale.
- **Le dégagement** : ce terme regroupe trois phénomènes : **l'extension** ; la **rotation externe** et **l'expulsion** du fœtus.

B. Physiologie de la délivrance

Troisième période de l'accouchement, la délivrance est l'expulsion du placenta et des membranes après la sortie du fœtus. Cette période de l'accouchement est redoutable, du fait des hémorragies gravissimes qui peuvent y survenir. Elle évolue en trois phases réglées par la dynamique utérine :
- Le décollement du placenta ;
- La migration et l'expulsion du placenta ;
- L'hémostase.

B.1. Le décollement du placenta

Il est sous la dépendance de la rétraction utérine qui le prépare et de la contraction utérine qui le provoque. Après l'expulsion du fœtus, s'installe une phase de rémission clinique. Une sensation de bien-être remplace la période des Contractions utérines, le pouls est calme, la tension artérielle normale ; au palper l'utérus rétracté est dur et régulier ; son fond se trouve à 2 ou 3 cm au-dessous de l'ombilic. Sous l'action des contractions utérines qui accentuent la rétraction utérine, un clivage de la muqueuse en ouvrant les sinus veineux détermine des foyers hémorragiques qui confluent en une nappe sanguine continue : **l'hématome rétro-placentaire physiologique**, qui à son tour, aide à parfaire le décollement. Cette phase dure en moyenne 15 minutes[20].

B.2. La migration et l'expulsion du placenta

Des contractions utérines réapparaissent en général indolores, donnant parfois la sensation de coliques. Le fond utérin remonte à 3 ou 4 cm au –dessus de l'ombilic et s'incline vers la droite. Sous l'influence des contractions utérines, et de son propre poids le placenta tombe dans le segment inférieur qui se déplisse, surélevant le corps utérin. Les membranes entraînées à leur tour, se décollent en se retournant en doigt de gant ; puis la migration se poursuit vers le vagin et l'orifice vulvaire. Le placenta apparaît comme une masse violacée. Cette phase dure en moyenne 15minutes.

B.3. Hémorragie physiologique de la délivrance

Ce filet de sang normal qui suit souvent la délivrance fait partie des six éléments d'inégale valeur permettant de reconnaitre le décollement du placenta. Il s'agit d'une hémorragie de faible abondance qui peut s'extérioriser à la vulve avant le placenta. Ce signe est très inconstant et ne garantit pas que le décollement soit complet(21).

B.4 L'hémostase

Après l'évacuation totale de l'utérus, l'hémostase est assurée par deux mécanismes :

D'une part, par la rétraction utérine qui intéresse la zone d'insertion placentaire. Les vaisseaux utéro-placentaires sont étreints et obturés par les canaux musculaires de la couche plexi forme formant ce qu'on appelle « **la ligature vivante de Pinard**».

D'autre part, par la coagulation sanguine ou thrombose physiologique qui obture l'ouverture des sinus veineux.

B.5. Tolérance maternelle à l'hémorragie

La quantité de sang perdue pendant la délivrance est estimée en moyenne à 300 à 500ml.

Modification du volume circulant : En fin de grossesse, il se produit une augmentation du volume circulant jusqu'à 40% (soit 1200- 1500ml). Cette augmentation se fait plus sur le volume plasmatique (+50%) que sur le volume érythrocytaire (+24%) ; ce qui explique une bonne tolérance pour les pertes hémorragiques de l'ordre de 1000ml.

Modification de la coagulabilité : On observe :
- Une tendance à l'hypercoagulabilité,
- Une augmentation des facteurs I, VII, VIII, X, XII,
- Les facteurs IX et XI sont stables,
- Une diminution de la capacité fibrinolytique se produit.

Mais au moment du décollement placentaire, on note une augmentation de l'activité fibrinolytique donc une coagulopathie de consommation.

C. Les lochies

Les lochies sont des pertes vaginales normales survenant précocement après l'accouchement. Leur quantité est variable et s'effile rapidement ; il s'agit des débris de tissus déciduaux, des érythrocytes, des cellules épithéliales et des bactéries. Dans les deux premiers jours les lochies sont sanguinolentes (« *lochiarubra* ») ; après 3 à 4 jours, elles deviennent pales de couleur et sont dites séro-sanguinolantes (« *lochiaserosa* ») et à partir du 10ème jour, à cause du mélange aux leucocytes et de la diminution de ses constituants, les lochies deviennent jaunâtres voire blanches (« *lochia alba* ») avec une odeur fade, non nauséabonde(19).

III.3. Hémorragie du post partum (HPP)

1) Définition

La définition communément admise de l'hémorragie du post-partum est un saignement supérieur ou égal à 500 ml dans les 24 heures suivant la naissance par voie vaginale(1); Cette définition pose cependant quelques problèmes :

• En effet, les estimations du volume de sang perdu sont notoirement en deçà de la réalité, et ne correspondent souvent qu'à la moitié de la quantité de sang effectivement perdue(5,8). Le sang est mélangé à du liquide amniotique et parfois à de l'urine. Il est répandu sur des compresses, des serviettes et des linges, dans des seaux et sur le sol(16).

• En outre, l'importance que peut avoir la perte d'un volume de sang donné pour une femme est fonction du taux d'hémoglobine de celle-ci. Une femme qui a un taux d'hémoglobine normal peut supporter une perte de sang qui serait fatale à une femme anémique(22).

Les auteurs pensent que cette définition « traditionnelle » basée sur la quantification des pertes sanguines présente des insuffisances. En même temps, ils s'accordent à ce qu'une définition basée sur la modification du taux d'hématocrite n'est pas pratique en clinique courante(17)!les définitions basées sur les symptômes d'une instabilité hémodynamique sont problématiques puisque ceux-ci sont des signes tardifs de la diminution du volume sanguin et d'un début de défaillance des mécanismes compensatoires maternels(17).Après avoir évalué les pertes sanguines par des méthodes photométriques et les techniques de dilution radio isotopique(16) ;il ressort que la définition « traditionnelle » de l'HPP est le reflet d'une tendance universelle à sous-estimer les pertes sanguines lors d'un accouchement(17) ;et qu'il n'y a pas une définition unique satisfaisante(15).

Une définition propre et standardisée, simple et appropriée pour un usage en pratique obstétricale ; valable en pays développés et ceux en développement doit être trouvée. Elle doit tenir compte à la fois du volume perdu et des conséquences cliniques d'une perte d'un tel volume(17).

2) Epidémiologie

L'hémorragie du post partum est une cause importante de mortalité maternelle ; elle compte pour un quart de tous les décès maternels dans le monde avec un taux de 125000 décès par an. Dans les pays en développement il y a environ 125 millions de naissances par an ; le risque de décès maternel secondaire à l'HPP est estimé à 1 pour 1000 naissances. Au Royaume Uni ce risque est de 1 pour 100000 naissances(23).

La prévalence de l'HPP (pertes sanguines supérieures ou égales à 500ml) est de 6% et celle de HPP sévère (> ou = à 1000ml) est de 1,86%.Il existe une variation de l'incidence de l'HPP entre les différentes régions du monde. En Afrique centrale la prévalence est de 18,67%(23).

Au Nigeria l'incidence retrouvée dans un hôpital universitaire est de 1,68%(9); ainsi qu'à l'hôpital général de Yaoundé(10).Cette prévalence relativement faible est associée à la pratique courante de la gestion active de la troisième phase d'accouchement dans ces institutions (la GTPA a réduit de 60% le risque de survenu d'HPP d'après Magann (24).Même comme dans une étude récente faite au centre hospitalier et université de Yaoundé par Tebeu *et al* trouvent une incidence de 4%(11).Il faut noter que ces études étaient basées sur les estimations visuelles de la quantité de sang perdu et non sur la mesure précise.

3) Les facteurs de risque

La fréquence et le taux de cas fatal sont élevés parmi les femmes réunissant certains facteurs de risque. Parmi ceux-ci certains peuvent être identifiés pendant la période anténatale. On peut les classer en trois groupes :

- **Les facteurs d'avant la grossesse**:

Primigravidité ; grande multiparité ; fibromes utérins ; purpura thrombocytopénique idiopathique ; maladie de Von Willebrand ; l'anémie.

- **Les facteurs anténataux** :

Placentapraevia ; placenta praevia sur utérus cicatriciel ; placenta abruptio ; polyhydramnios ; grossesses multiples ; gros fœtus et macrosomie ; antécédents de complications de la troisième phase d'accouchement ; mort fœtal in utero ; éclampsie ; hépatite.

- **Les facteurs survenant pendant le travail** :

Induction du travail ; travail prolongé obstructif ; travail précipité ; accouchement instrumental ; césarienne ; antécédents de lésions périnéale ou d'épisiotomie ; d'inversion ou rupture utérine ; anesthésie générale ou épidurale ; chorioamniotite ;coagulation intra veineuse disséminée(25).

D'autres facteurs comme : l'âge maternel; l'obésité ; l'ethnie (Combs et al rapportent une prédisposition chez les femmes asiatiques et hispaniques) (26),la race noire(24) et les facteurs organisationnels(17); sont aussi à prendre en considération.

4) Etiopathogénie des hémorragies du post partum

Ces hémorragies sont séparées en deux catégories :

Les hémorragies primaires: qui surviennent dans les 24heures après l'accouchement et qui sont dues principalement à l'hémorragie de la délivrance et aux traumatismes de la filière génitale. Il en existe deux classes : les HPP immédiates survenant dans les deux premières heures et les HPP Précoces entre la 2ème et la 24ème heure.

Les hémorragies secondaires: survenant entre le 1er jour et le 42ème jour après l'accouchement, partagent les mêmes causes que les hémorragies aiguës.

a) Hémorragie de la délivrance

La délivrance constitue le dernier temps de l'accouchement. Pour être physiologique elle doit réunir quatre conditions :
- Une dynamique utérine correcte,
- Une vacuité utérine totale,
- Un placenta normalement inséré et non adhérent,
- Une coagulation sanguine normale.

Deux grands processus nous enseignent la genèse des hémorragies de la délivrance :

a.1) Le décollement partiel du placenta

Normalement après l'expulsion du fœtus, les contractions utérines commencent après un certain temps de latence (10 à 15 min) ; ce renforcement de l'activité contractile est précédé de quelques minutes par l'augmentation des concentrations plasmatiques d'ocytocine dont la sécrétion post hypophysaire est stimulée par la distension vaginale lors de l'accouchement (réflexe de Ferguson); Sous l'effet de ces contractions, la face maternelle du placenta précisément la caduque basale se décolle du myomètre suivant un plan de clivage et sur toute sa surface. Une portion plus ou moins grande du placenta se décolle du myomètre après l'ouverture des sinus veineux secondaire au clivage laissant du sang couler de ces vaisseaux sanguins béants et formant **un hématome inter utéro placentaire** qui parachève le décollement. Le placenta migre ensuite vers le segment inférieur puis est expulsé dans le vagin toujours sous l'action des contractions utérines(21).

a.2) L'atonie utérine

L'utérus doit normalement se contracter et se rétracter pour entraîner au niveau des vaisseaux sanguins une oblitération physiologique empêchant la spoliation sanguine. Quelle que soit l'étiologie, la mauvaise contraction et la mauvaise rétraction utérine sont à l'origine d'hémorragie du post partum. Les hémorragies survenant immédiatement après l'accouchement peuvent avoir trois causes :

• Une pathologie de la délivrance,
• Une lésion génitale,
• Une pathologie de l'hémostase.

Ces étiologies sont réparties en causes utérines et non utérines.

Causes utérines

Elles sont constituées par :

Les anomalies de la rétraction utérine : (atonie utérine, rétention placentaire), anomalie de la placentation, rupture utérine, et l'inversion utérine.

L'atonie utérine résulte d'un défaut de contraction du muscle utérin. Elle est incriminée dans 2 à 5% des accouchements par voie vaginale(27). Les facteurs de risque de l'atonie utérine sont :Les antécédents d'hémorragie du pré ou du post partum, la sur distension utérine (hydramnios, macrosomie, grossesses multiples), la grande multiparité, un accouchement trop rapide ou à l'inverse un accouchement laborieux ; une anomalie utérine (malformations, fibrome, les chorioamniotites) et certaines interférences médicamenteuses(28) (Les anesthésiques volatiles, halogénés tels(halothane qui entraînent des hypotonies utérines lorsqu'ils sont administrés à forte concentration) ;les tocolytiques ; bêtamimétiques (Terbutaline ; Salbutamol) les antispasmodiques : Buthylhyocine, Phloroglucinol ;arrêt intempestif des ocytociques en fin de travail, et le non-respect de la physiologie de la délivrance.

a.3) Rétention placentaire

Elle est consécutive aux troubles de la dynamique (inertie utérine, hypertonie utérine) ; mais elle peut être due aussi aux pathologies de la muqueuse utérine favorisant les anomalies d'insertion placentaire ; qu'elle soit complète ou partielle, elle impose une délivrance artificielle.

• **Anomalies topographiques :**
- Insertion angulaire du placenta : responsable de l'enchatonnement pathologique du placenta et elle l'empêche d'être expulsé ;
- insertion segmentaire du placenta ;

• **Anomalies de conformation :**
Elles sont dues :
- A l'excès de volume et de surface du placenta (grossesse gémellaire, placenta étalé) qui peut entraver le décollement placentaire ;
- Aux masses aberrantes (placenta accreta) qui peuvent engendrer une rétention partielle du placenta.

a.4) Anomalies de placentation

Il s'agit des villosités crampons dépassant de loin la couche spongieuse. Selon le degré de fusion utéro-placentaire, on distingue artificiellement :
• Placenta accreta vrai, caractérisé par une simple soudure du placenta à la paroi musculaire utérine.
• Placenta increta, défini par la pénétration des villosités au sein même de la musculeuse

• Placenta percreta, dans lequel cette pénétration est profonde et va jusqu'à la séreuse et même l'effondre. Dans tous les cas il n'existe aucun plan de clivage et les villosités plongent directement dans les fibres musculaires.

Les causes de ces anomalies sont multiples, il peut s'agir :
- Soit de l'insertion basse du placenta (absence de couche spongieuse) qui est à l'origine du placenta prævia,
- Soit de muqueuse utérine déficiente : antécédents de curetage, d'endométrite chronique ;
- Soit d'endométriose utérine : adénomyose,
- Soit de cicatrice utérine : myomectomie, césarienne, hystéroplastie, hypoplasie utérine. Elles sont suspectées dès que l'on ne trouve pas le plan de clivage net entre le placenta et le muscle utérin.

a.5) L'inversion utérine

C'est l'invagination du fond utérin vers l'extérieur comme un doigt de gant. On décrit quatre degrés :
- Premier degré : le fond utérin est simplement déprimé en cupule,
- Deuxième degré : l'utérus retourné franchit le col,
- Troisième degré : l'utérus descend dans le vagin et s'extériorise,
- Quatrième degré : les parois vaginales participent au retournement.

a.6) Rupture utérine

Elle est définie comme toute solution de continuité non chirurgicale de l'utérus. Les ruptures utérines sont divisées en deux grands groupes ; celles survenant au cours de la grossesse et celles survenant pendant le travail. C'est ce dernier groupe qui nous intéresse ; mais dans les deux cas elles peuvent être spontanées ou provoquées. Elles sont favorisées par:
- Les antécédents de cicatrice utérine (césarienne, curetages),
- La multiparité,
- Version par manœuvre interne,
- Tous les obstacles prævia : obstacle osseux, tumeur prævia,

- Présentations vicieuses : présentation de l'épaule négligée, présentation du front...

b) Les causes non utérines

Les lésions traumatiques de la filière génitale constituent la deuxième cause la plus fréquente des hémorragies du post-partum. Ces lésions peuvent être associées à une atonie utérine. Lorsque l'utérus est bien contracté, le saignement est généralement dû à une déchirure cervicale ou vaginale(28). Elles peuvent concerner tous les niveaux de la filière génitale : thrombus vaginal, déchirures du col, déchirures vaginales, vulvaires et périnéales.

Considérons :
- Les dilacérations des parties molles (lésions génitales).
- Les hématomes pelviens et périnéaux.
- Ruptures de varices vulvo-vaginales.
- Tumeurs et anomalies vasculaires du vagin.

b.1) Dilacérations des parties molles

Les traumatismes au cours de l'accouchement peuvent provoquer des saignements très importants. Normalement ce type d'hémorragie est évident après l'accouchement, mais parfois elle peut être « masquée » ou retardée.

• **Les déchirures cervicales** : Elles existent sous deux ordres :

Déchirures sous vaginales : Elles n'intéressent que la portion du col libre dans le vagin et ne menacent aucun viscère ; elles siègent dans les culs-de-sac latéraux et sont le plus souvent bilatérales.

Déchirures sus vaginales : La déchirure remonte sur le segment inférieur en haut, c'est une rupture utérine. Elle menace la vessie en avant, les rameaux vasculaires sur les côtés. Le risque immédiat est le choc hypovolémique avec hématome sous péritonéal. A distance il faut craindre la fistule vésico-vaginale ou vésico-cervicale et rectale.

Etiologies : Efforts expulsifs avant dilatation complète(22); les manœuvres obstétricales: forceps ou extraction de la tête avant la dilatation complète, les pathologies du col (lésion inflammatoire, cancer) ; les dystocies de tout ordre peuvent en être aussi à l'origine, et les thérapeutiques (électrocoagulation endocervicale, conisation).

•Les déchirures vaginales :

Elles existent sous trois grandes formes :

Déchirures de la partie basse du vagin (déchirures du tiers inférieur) : Elles peuvent être associées à une dilacération, à une déchirure périnéale, ou à une épisiotomie. La gravité est celle de la lésion périnéale.

- La dynamique de l'accouchement et les traumatismes obstétricaux : accouchement spontané mal dirigé et précipité, lésions produites par les manœuvres obstétricales (version, grande extraction, manœuvre de Mauriceau, forceps).

• **Déchirures vulvaires:** Elles sont graves quand elles intéressent le clitoris, les corps caverneux ou les varices vulvaires. Elles posent essentiellement un problème thérapeutique d'hémostase.

• **Déchirures périnéales :** L'examen du périnée permet de reconnaître les différents degrés de gravité :

• **Déchirures incomplètes :** elles ont trois degrés.

- **Premier degré :** Elles intéressent la peau anovulvaire, les muscles superficiels du périnée et la muqueuse vaginale en respectant le sphincter anal. Elles débutent au niveau de la fourchette vulvaire et peuvent s'étendre sur un côté ou sur les deux côtés du vagin formant alors une plaie triangulaire irrégulière ou vers le bas en direction du sphincter anal(29).

- **Deuxième degré :** le bulbo-caverneux et la partie du noyau fibreux central sont intéressés, et les fibres transversales des muscles transverses du périnée.

- **Troisième degré :** tous les muscles du noyau fibreux central sont intéressés, y compris le sphincter de l'anus.

• **Déchirures complètes :** Elles atteignent le sphincter de l'anus en partie ou en totalité. Les tissus musculaires du sphincter déchirés se rétractent, laissant communiquer la vulve et l'anus. Le toucher rectal ne soulève plus en avant la muqueuse anale, tout tissu musculaire, ayant disparu c'est la fistule rectovaginale

• **Déchirures complètes et compliquées** : Lorsque la déchirure est compliquée, non seulement le sphincter est intéressé, mais aussi une partie plus ou moins étendue de la muqueuse, le vagin et le canal anal communiquent largement constituant une sorte de cloaque. La déchirure anale à la forme d'un « V » à pointe supérieure.

• **Déchirures centrales** : Cette forme anatomique particulière est rare. Elle est due à la mauvaise direction de la tête pendant le dégagement. La tête vient buter au milieu du périnée, qu'elle rompt entre la commissure et l'anus. Elle n'est pas verticale mais oblique.

⁃ **Remarque** : les anglo-saxons utilisent une classification selon quatre degrés lésionnels dont voici les correspondances :
- ✓ Premier degré : Lésions cutanéo-muqueuses isolées ;
- ✓ Deuxième degré : Lésions intéressant le centre tendineux du périnée ;
- ✓ Troisième degré : correspond aux déchirures complètes non compliquées ;
- ✓ Quatrième degré : Correspond aux déchirures complètes compliquées(29).

Circonstances de survenue : Les facteurs de risque sont nombreux ou souvent associés:

- **La primiparité,**
- **Les manœuvres obstétricales :**

* Les forceps appliqués sans épisiotomie augmentent de deux à trois fois le risque de déchirure du périnée.

* La ventouse serait moins traumatisante que le forceps.

* La manœuvre de Jacquemier est, elle aussi un facteur de risque classique.

- **La macrosomie fœtale :** Les variétés occipitales postérieures, les présentations de face ou du bregma, l'augmentation du diamètre de la présentation augmentent le risque de déchirure.

- **La qualité des tissus :** Le risque est élevé dans les circonstances suivantes :

* Distance ano-vulvaire courte (< à 3 cm),

* Périnée œdémateux (toxémie, inflammation, infection),
* Cicatrice vulvaire rétractile (excision),
* La peau rousse,
* Origine ethnique : moins de risque si la patiente est originaire d'Afrique noire, plus de risque si elle est originaire d'Asie ; ou d'Espagne (26).

b.2) Hématomes pelviens et périnéaux

Le thrombus vaginal, ou hématome para vaginal, est souvent non extériorisé lorsque la muqueuse vaginale est intacte. Il constitue une hémorragie interne pouvant être massive, fusant en rétro péritonéal. Les signes révélateurs peuvent être une douleur intense à la levée de la péridurale (hématome sous tension), un hématome des grandes lèvres, une hypotension, voire un état d'agitation non expliqué(28).Il existe trois types :

* **L'hématome vulvo-vaginal** : il n'intéresse que la vulve, les tissus para vaginaux, le périnée et les fosses ischio-rectales. La collection est limitée en dedans par le vagin, en dehors par le muscle releveur et son aponévrose.

* **L'hématome vaginal proprement dit** : limité aux tissus para vaginaux et n'est pas diagnostiqué à la simple inspection vulvaire.

* **L'hématome pelvi-abdominal ou supra-péritonéal ou sub péritonéal** : l'hémorragie s'est produite au-dessus des aponévroses pelviennes dans la région rétro-péritonéale ou intra-ligamentaire. Il apparaît en général immédiatement ou quelques heures après l'accouchement.

Déchirures moyennes du vagin : Plus graves, elles intéressent la colonne postérieure. Elles sont paramédianes, remontant vers le dôme vaginal. La gravité est due au risque d'atteinte du rectum et de la vessie.

Déchirures de la partie profonde du dôme vaginal (Déchirures hautes**) :**

Isolées ou étendues d'une déchirure de la partie moyenne du vagin ou du col utérin, elles intéressent les culs-de-sac vaginaux souvent associées à une rupture du segment inférieur. C'est une lésion hémorragique dont la complication principale est l'hématome sous périnéal et le choc hypovolémique. Une fistule vésico-vaginale peut survenir.

Mécanismes et circonstances de survenue :

- La prédisposition maternelle : primipare âgée, malformations congénitales vaginales (aplasie, cloison, brides), vagin cicatriciel (traumatismes, infections chroniques).

- Le mobile fœtal : peut intervenir dans la genèse de ces déchirures par ses dimensions, et par certaines caractéristiques de la présentation (dégagement en occipito-sacré, tête mal fléchie, dégagement de la tête dernière).

b.3) Rupture des varices vulvo-vaginales

Plus fréquentes au niveau de la vulve qu'au niveau du vagin, elles surviennent :

* Soit au moment du travail d'accouchement,
* Soit le plus souvent à l'expulsion par lésion directe des varices.

b.4) Tumeurs et anomalies vasculaires du vagin

Il s'agit des angiomes ; les communications artério-veineuses et les anévrismes cissoïdes exceptionnels.

b.5) Les troubles de la coagulation (coagulopathies)

La survenue d'une hémorragie par coagulopathie de consommation peut compliquer tout accouchement. Le plus souvent s'y associe une pathologie maternelle.

Facteurs de risque : La mort fœtale in utéro (avec rétention prolongée d'œuf mort), le placenta abruptio; la toxémie gravidique, l'embolie amniotique ; l'hépatite virale compliquée, la maladie de Von Willebrand, certaines septicémies.

La coagulation intra vasculaire disséminée (CIVD)

Elle est associée à une grande variété de complications obstétricales.

Elle semble être due à une irruption massive de thromboplastine tissulaire ou d'endotoxine dans la circulation, induisant l'activation de la thrombine. Ceci entraîne une agrégation placentaire et la formation de monomère de fibrine, réalisant des thrombi dans la microcirculation qui stimulent la libération de l'activateur du plasminogène. La lyse des micro-thrombi et de la fibrine intra vasculaire entraîne la libération des produits de dégradation de la fibrine dans la circulation. Cette stimulation peut survenir dans les complications de l'hématome retro-placentaire, de la rupture utérine, de l'embolie amniotique, de l'infection utérine, dans la pré éclampsie, la môle hydatiforme, le saignement fœto-maternel. Une coagulopathie de consommation survient avec déplétion de fibrinogène, des facteurs de coagulation et des plaquettes circulants. Ceci entraîne un trouble de l'hémostase avec un saignement micro vasculaire et une perte sanguine accrue par tous les points de traumatisme vasculaire(28).Il faut se souvenir que les troubles de l'hémostase sont bien plus fréquemment la conséquence de la spoliation sanguine liée à l'hémorragie que l'étiologie du syndrome hémorragique. Ainsi lors d'une hémorragie obstétricale, la présence de troubles de l'hémostase doit plutôt être considérée comme un facteur de gravité associé et ne doit pas empêcher la recherche d'une autre étiologie primaire de cette hémorragie(28).

III.4.Diagnostic de l'hémorragie du post partum

La précocité du diagnostic est un élément essentiel de la prise en charge. Elle passe par une surveillance régulière en salle de naissance pendant les 2 heures qui suivent l'accouchement : globe utérin, pertes sanguines, fréquence cardiaque et tension artérielle. Une quantification des pertes peut être facilitée par la mise en place d'un sac de recueil gradué dès le dégagement fœtal(30).

La revue de la littérature récente suggère qu'un prompt diagnostic et à temps de l'HPP doit suivre certains principes(17) .

A. Reconnaitre à temps les patientes à haut risque d'HPP avant l'accouchement

Une reconnaissance des femmes à haut risque est utile(17).Quoique l'identification des facteurs de risque ait une valeur prédictive limitée(31) ; et qu'une population significative de femmes avec peu de facteurs de risque développent aussi l'HPP(32)

B. Bonne estimation de la spoliation sanguine avant l'altération des signes vitaux.

B.1. Estimation visuelle

L'estimation visuelle demeure le premier moyen diagnostique de l'HPP et la base de décision en pratique obstétricale(15,33) ;plusieurs études montrent que cette méthode sous-estime les pertes de moitié(5,8);comparée à des mesures plus précises, une erreur moyenne a été détectée à plus de 30%(34);et selon le même auteur, l'expérience et l'ancienneté n'influencent pas la précision de l'estimation.il est cependant connu que les sages-femmes sont les meilleurs estimateurs visuels(35),et les anesthésistes(35). La précision de cette méthode peut être améliorée par une standardisation et un entraînement dans la reconnaissance de la quantité de sang perdue pour ainsi éviter les erreurs diagnostiques et prévenir la mortalité et la morbidité associées(34).Comme on s'y attendrait, les observateurs tendent à donner une médiane ou la moyenne des pertes ;mais lorsqu'elles sont abondantes, ils tendent souvent à les sous-estimer et lorsqu'elles sont inférieures à la moyenne, ils les surestiment(36)!

B.2. La mesure objective des pertes sanguines

Plusieurs approches sont actuellement utilisées pour un diagnostic des HPP basé sur une mesure quantitative et objective :

> **La plus ancienne des méthodes**(16):

Elle consiste à drainer les pertes sanguines dans un récipient fixe et les estimer au bout d'une heure (**figure ii**).il faut prendre en considération le sang versé sur la table d'accouchement, les garnitures et au sol. La quantité de sang perdue est calculée par la somme de toutes les pertes. La fréquence d'utilisation de ce calcul est inconnue ; mais sans procéder ainsi, indubitablement on sous-estime les pertes sanguines(33).

Les erreurs dans l'évaluation des pertes sanguines avec cette méthode résultent d'un échec dans la collecte de sang éparpillé ; d'une vidange incomplète du récipient de collecte ; d'une négligence du sang maternel retenu dans le placenta (approximativement 153ml) et de la confusion due au mélange du sang à du liquide amniotique et l'urine(33).

➤ Outils de collection des pertes sanguines

L'OMS dans un essai clinique multicentrique randomisé pour l'utilisation du misoprostol oral dans la réduction de l'incidence de l'HPP aigüe chez les femmes rurales du district de Belgaum, KARNATAKA(Inde) ; a procédé au recueil direct de sang maternel par des réceptacles en plastiques. Dans cet essai le dispositif (BRASSS-V) (**figure ii**) était placé sous les fesses de la femme immédiatement après la sortie du fœtus (section du cordon ombilical) pendant une heure. Toute garniture imbibée de sang, ainsi que les caillots étaient inclus dans le réceptacle. Une étude de validité faite au préalable pour évaluer l'effet de l'addition de ces garnitures sur l'estimation des pertes avait retrouvé une augmentation des pertes de 10%(37).L'utilisation du BRASSS-V permet de poser le diagnostic de l'HPP quatre fois plus que l'estimation visuelle selon le même auteur, qui conclue : l'expérience de l'Inde montre que ce dispositif serait utile pour une mesure précise et à temps de la spoliation sanguine(38),son niveau de preuve est Ib. Une étude de validation s'effectue actuellement à l'université du Missouri(USA).

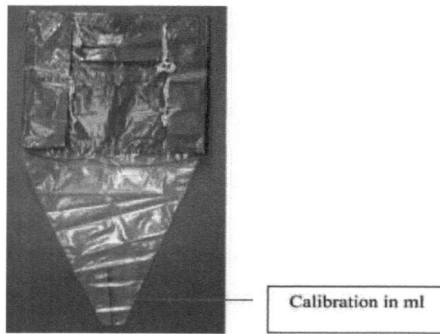

Figure ii: *Dispositif BRASSS-V pour la collection des pertes sanguines(38).*

Dans une autre étude, TOURNE et al ont montré qu'un sac collecteur en plastique posé sous les fesses de la parturiente après l'accouchement peut servir comme une méthode quantitative et objective de mesure des pertes sanguines. L'objectif de cette étude était d'évaluer la sensibilité, la spécificité, la valeur prédictive positive et la valeur prédictive négative en incluant une corrélation entre le volume du sac et les variations du taux d'hémoglobine et d'hématocrite. Les auteurs ont conclu qu'un sac collecteur pelvien est une procédure rapide et précise sur le diagnostic de l'HPP dans la salle de naissance. Il permet aussi une estimation visuelle et non subjective des pertes sanguines. A cause de sa simplicité et son coût réduit, le sac collecteur pelvien peut être utile comme mesure préventive de routine(30).

A KIGOMA (Tanzanie), il existe le KANGA (**figure iii**): un tissu fabriqué en coton d'une forme rectangulaire utilisé souvent comme jupes, ou voiles de tête chez les femmes ou encore pour le port des enfants au dos maternel. Il a une taille standard (100 cm x 155 cm). 35 vérifications ont été conduites pour établir que deux KANGAS trempés de sang représentaient un peu plus de 500ml. Cette découverte était importante pour illustrer le niveau de pertes sanguines qui puisse alerter les accoucheuses traditionnelles, et aussi stimuler le traitement par misoprostol. Le fait que tous les KANGAS aient la même taille et qu'ils soient constamment utilisés en Tanzanie fournit une bonne opportunité éducationnelle : il faut entreprendre des mesures après deux KANGAS imbibés de pertes sanguines(39).

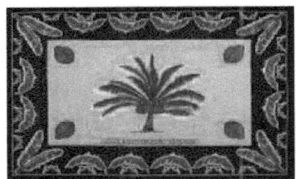

Figure iii: le vêtement KANGA(40).

Ces trois dernières méthodes présentent les mêmes limites que celle de collecte dans un récipient fixe.

> **La méthode gravimétrique**

Dans cette méthode, le poids des garnitures est connu avant et après usage.la variation des poids fournit une estimation des pertes sanguines(37).la précision de la balance doit être vérifiée. Elle inclut les pertes éclaboussées donc est plus exacte que l'outil de collection simplement. Les biais ici résulteraient d'un défaut de la balance, et de l'évaporation des pertes(16).

> **Méthode photométrique :**

Les pertes sanguines sont mélangées à une solution standard qui transforme l'hémoglobine en cyan méthémoglobine (acide hématine).Cet acide peut être mesuré par spectrophotométrie ou par colorimétrie. Un échantillon de sang maternel est prélevé avant l'accouchement. Le volume total de sang perdu est obtenu par une formule utilisant les densités optiques (37).Cette méthode est coûteuse et plus précise mais ne peut être utilisée en pratique obstétricale(16).

> **Variation du volume plasmatique :**

Le volume plasmatique est déterminé avant et après l'accouchement en utilisant les traceurs radio actifs(33).

> **La méthode par radio isotope :**

Les pertes sanguines peuvent être évaluées par la mesure d'érythrocytes marqués au chrome 51(33).

B.3. La surveillance rapprochée de la patiente

L'utilisation d'un score d'alerte précoce modifié pour usage en obstétrique(MEOWS) qui consiste en une surveillance de l'état de conscience, la fréquence cardiaque, la fréquence respiratoire et la pression artérielle est d'un grand apport(41).

B.4. Le diagnostic de la cause de l'HPP

Diagnostic clinique de la cause de l'HPP à temps pour administrer des traitements adéquats (pharmacologique et/ou chirurgical)(17).

B.5. Diagnostic par variation du taux d'hématocrite avant et après l'accouchement

Les modifications des valeurs du taux d'hématocrite avant et après l'accouchement fournissent une mesure quantitative des pertes sanguines(33). La baisse de la valeur d'hématocrite en post partum a été utilisée cliniquement dans plusieurs études pour estimer la spoliation sanguine après l'accouchement (26)(30)(42). Cette méthode prend en compte toutes les pertes sanguines et évalue leur effet sur le taux d'hématocrite. C'est un outil important dans la recherche pour la standardisation de la méthode par estimation visuelle(43).

Dans une étude réalisée au Nigeria, la différence des taux d'hématocrite (ΔHte) était comprise entre -12 et + 8% ; pour toutes les parturientes qui avaient par estimation visuelle perdu plus de 500ml ; le ΔHte variait entre -12 et -4%. Dans cette même étude plus de la moitié des parturientes avaient soit un taux constant ou augmenté d'hématocrite. En effet dans la troisième phase d'accouchement environ 1 litre de sang peut être renvoyé dans la circulation maternelle si les pertes sanguines au moment de l'accouchement sont minimes(43). Il est connu que la grossesse est associée à un état de relative hyper volémie et d'anémie physiologiques(44).

Une définition de l'HPP basée sur la modification du taux d'hématocrite a plusieurs avantages(26) : premièrement, elle est objective et relativement précise, deuxièmement, l'hématocrite à l'admission et en post partum peut facilement être obtenu dans la routine clinique permettant des études de larges population de patientes. Troisièmement, l'hématocrite est un paramètre souvent utilisé lors d'une décision pour une transfusion sanguine ou une thérapie martiale. Les variations du taux d'hématocrite sont non seulement affectées par la spoliation sanguine en salle d'accouchement mais aussi pour des saignements retardés et enfin cette définition est similaire aux critères proposés par le collège américain des gynécologues obstétriciens comme un indicateur d'assurance qualité.

Néanmoins cette définition a plusieurs insuffisances ; susceptibles d'être corrigées : le delta hématocrite (ΔHte) est sensible à la fois au volume sanguin anténatal et post partal ; pour cette raison ; dans les études utilisant l'hématocrite dans le diagnostic de l'HPP, on exclura toutes les parturientes ayant eu un saignement anténatal.

Une variation du taux d'hématocrite ne reflètera pas nécessairement une hémorragie qui a été traitée avec une transfusion sanguine immédiate ; et pour cette raison, toutes les femmes ayant reçu une transfusion sanguine seront incluses dans le groupe d'étude sans tenir compte du delta hématocrite.

L'hématocrite est sensible à l'hémoconcentration anténatale et l'hémodilution postnatale ; pour cette raison il faudra minimiser cet effet en laissant un intervalle large de la variation du taux d'hématocrite entre les cas (ΔHte $\geq$ 10%) et les contrôles (ΔHte $\leq$ 4%).

Par ailleurs ce taux d'hématocrite de 10% correspondrait à un volume de 564ml de sang perdu(30).On pourra aussi définir une HPP par une valeur d'hématocrite $\leq$ 26% 24H après l'accouchement(44)et pour cet auteur en présence de certains facteurs la nécessité de faire une hématocrite du post partum s'impose.

III.5. Complications de l'hémorragie du post partum

• **L'état de choc hypovolémique** : caractérisé par une tension artérielle effondrée, un pouls filant ou très accéléré, des sueurs froides, une soif intense, la pâleur des téguments et des conjonctives, des extrémités et le nez froids, des lipothymies.

• **La coagulopathie due à la spoliation des facteurs de la coagulation** : le diagnostic est évoqué devant une hémorragie génitale de sang incoagulable avec saignement aux points de ponction ; des hémorragies cutanéo-muqueuses ; un état de choc, voire des lésions viscérales.

• **L'atteinte rénale** : elle est d'abord fonctionnelle, marquée par une oligo-anurie en rapport avec la chute de la filtration glomérulaire, ensuite organique par une néphropathie tubulo-interstitielle, signe de nécrose corticale, surtout si l'état de choc se prolonge.

• **L'atteinte hypophysaire (Syndrome de SHEEHAN)** : c'est une nécrose ischémique du lobe antérieur de l'hypophyse survenant au cours d'un accouchement compliqué d'un état de choc par hémorragie.
• **L'hystérectomie d'hémostase** qui est à l'origine de l'infertilité secondaire.
•Toutes les comorbidités (infection au virus de l'immunodéficience humaine acquise) liées à une éventuelle **transfusion sanguine**.
•**Syndrome de détresse respiratoire de l'adulte**(17).
•**Ischémie myocardique**(17).
Le **décès maternel** est la plus redoutable des complications.

III.6. Conduite à tenir devant une HPP

> **Prise en charge multidisciplinaire immédiate.**

Tous les intervenants potentiels doivent être prévenus sans délai (obstétriciens, anesthésistes-réanimateurs, sages-femmes, infirmières). La rapidité et l'adaptation de la prise en charge à l'importance de l'hémorragie sont deux éléments primordiaux. Le technicien de la banque de sang doit être informé sur le besoin urgent de l'importance de la quantité de sang compatible ; aussi bien l'hématologiste doit être informé. La salle du bloc opératoire doit être mise « en stand-by », puisque le contrôle d'une hémorragie obstétricale nécessitera fréquemment une intervention chirurgicale.

1) Identifier la cause du saignement ; assurer la vacuité utérine.

Les causes les plus fréquentes de saignement sont **l'atonie utérine, la rétention placentaire** et les **plaies cervico-vaginales**. Les gestes obstétricaux à réaliser immédiatement consistent à s'assurer de la vacuité utérine :
- Réaliser une délivrance artificielle si la délivrance n'a pas eu lieu.
- Réaliser une révision utérine systématique même si la délivrance semble complète ;
- Assurer un massage de l'utérus s'il est hypotonique, vider la vessie.

La réalisation prolongée de gestes endo-utérins doit être associée à l'administration d'une antibioprophylaxie à large spectre. L'examen de la filière génitale sous valves doit être systématique en cas d'hémorragie du post-partum après naissance par voie basse, surtout en cas de manœuvre d'extraction. L'examen de la filière doit être exhaustif, et réalisé dans des conditions techniques optimales. Les plaies de la filière ou du col peuvent être à l'origine de pertes sanguines importantes et rapides. Les sutures chirurgicales nécessaires doivent être effectuées le plus rapidement possible.

2) Restauration du volume sanguin circulant

Deux abords veineux de bon calibre (en utilisant les cathéters de 18 gauges) sont mis en place après un prélèvement de sang dans des tubes différents destinés aux laboratoires d'hématologie (et transfusion) et de biochimie. Le remplissage vasculaire devrait commencer immédiatement. L'utilisation des colloïdes comparée aux cristalloïdes était associée à une augmentation de risque absolu de mortalité de 4%.

Les solutions cristalloïdes comme le Ringer lactate ou le sérum salé 9‰ sont des traitements de première intention pour une réanimation précoce et doivent être perfusés le plus rapidement possible jusqu'à ce que la tension artérielle systolique se rétablisse normalement. Le Ringer lactate contient du sodium, du potassium, du calcium en concentration similaire à celui du plasma. La perfusion d'un litre de Ringer lactate augmente le volume plasmatique d'environ 200ml parce qu'environ 80% de la solution perfusée passent en milieu extravasculaire. La quantité de solution administrée doit être 3 à 4 fois la perte sanguine estimée. Les solutions glucosées sont à éviter pour la réanimation parce que le Dextrose est rapidement métabolisé et le liquide est essentiellement de l'eau libre qui met rapidement en équilibre les milieux intra et extra vasculaires. Les patientes recevant de grandes quantités de cristalloïdes développement souvent un œdème périphérique. Mais ceci ne devrait pas être mis en relation avec la présence d'un œdème pulmonaire. Les cristalloïdes sont facilement excrétés si l'excès de liquide administré entraîne une hyper volémie. La diurèse peut être renforcée par du furosémide.

Les colloïdes tels que le Dextran, la solution de gélatine par exemple haemacel ou gélofusine lorsqu'ils sont administrés, leur volume ne devrait pas excéder 1000 à

1500cc en 24 heures, puisque des volumes plus importants peuvent avoir des effets secondaires sur la fonction hémostatique.

La transfusion sanguine ; si le **taux d'hémoglobine est inférieur à 6 g/dl** ou si **l'hématocrite est inférieur à 20%** (anémie sévère), et administrer oralement du fer et de l'acide folique.

3) Traitement en fonction de l'étiologie

La prise en charge obstétricale sera entreprise immédiatement. Le but de cette action multi disciplinaire sera :
- D'assurer l'hémostasie et de maintenir une hémodynamie correcte afin d'éviter le choc et la coagulopathie de consommation ;
- De corriger les conséquences de l'hémorragie.

Première étape

L'obtention de la vacuité utérine doit être le premier souci de l'obstétricien. Elle peut nécessiter une délivrance artificielle et une révision utérine qui permet en même temps d'éliminer une rupture utérine ou une inversion utérine encore non diagnostiquée.

✓ **Délivrance artificielle :**

Elle est systématique en cas d'hémorragie lorsque le placenta n'est pas délivré, qu'il soit décollé ou non. Elle doit être quasi-immédiate dès que le diagnostic est porté et pratiquée sous anesthésie générale ou péridurale. Ce geste obstétrical sera effectué dans des conditions d'asepsie rigoureuse : L'opérateur après lavage chirurgical des mains, est revêtu d'une casaque et de gants stériles. La région vulvaire et péri-génitale ainsi que le vagin sont badigeonnés avec un antiseptique, puis des champs stériles sont mis en place.

Technique : La main « opératrice » est introduite prudemment dans la cavité utérine en position de « main d'accoucheur » après avoir été recouverte d'un antiseptique pour les muqueuses. L'opérateur est guidé par le cordon et place sa main au niveau du fond utérin. La main controlatérale ou abdominale est capitale car elle maintient fermement le fond utérin et permet de corriger l'antéflexion utérine. Le placenta peut déjà être complètement décollé et libre dans la cavité utérine. En cas de non décollement, le clivage du placenta débutera à sa partie la plus distale par rapport au col de façon à le ramener dans la main. Ce clivage est effectué avec le bord cubital de la main et le bout des doigts. Il doit être complet pour pouvoir extraire le placenta sans traction. La délivrance artificielle terminée, elle doit être suivie immédiatement d'une révision utérine systématique, d'un massage utérin et l'administration d'utéro toniques(45).

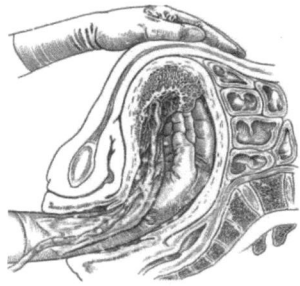

Figure iv: Technique de la délivrance artificielle(20).

✓ **La révision utérine :**

Si la délivrance est déjà effectuée, la révision utérine est systématique et immédiate même si l'examen macroscopique conclut à l'intégrité du placenta ; elle seule permet de confirmer le diagnostic d'atonie utérine, par élimination d'autres étiologies. Elle est réalisée sous anesthésie générale ou péridurale dans les mêmes conditions d'asepsie que la délivrance artificielle, et permet d'assurer la vacuité utérine, d'évacuer les nombreux caillots qui distendent la cavité utérine et l'empêche de se rétracter.

- **L'examen sous valves du col et du vagin :**

Il est systématique sauf si le saignement s'arrête immédiatement et que l'accoucheur n'a aucun doute sur l'intégrité des tissus cervico-vaginaux. Il se fera aussi sous une asepsie rigoureuse, sous anesthésie générale ou péridurale et avec un ou deux aides opératoires pour l'exposition correcte du col et des culs-de-sac vaginaux.

Deuxième étape: prise en charge pharmacologique

A l'exception de trois causes particulières que sont le placenta accreta, la rupture utérine et l'inversion utérine, l'emploi des utéro toniques est systématique, immédiatement après la pratique des gestes précédemment décrits même si l'atonie utérine n'est pas l'étiologie principale de l'hémorragie. Médicaments utilisés (voir tableau1 : Utilisation des ocytociques).

Tableau I : Utilisation des ocytociques(22).

	Ocytocine	Ergométrine/ méthylergométrine	15-méthyl Prostaglandine F2α
Voie d'administration et posologie	IV: 20 unités dans 1 l de solution intraveineuse à raison de 60 gouttes par minute IM: 10 unités	IM or IV (en injection lente): 0,2 mg	IM: 0,25 mg
Dose d'entretien	IV: 20 unités dans 1 l de solutionintraveineuse, àraison de 40 gouttespar minute	IM: 0,2 mg 15 minutes après ladose de charge IM ou IV: 0,2 mg (eninjection lente) toutesles 4 h si nécessaire	0,25 mg toutes les 15 minutes
Dose maximale	3 l de solution intraveineuse contenant de l'ocytocine	5 doses (total : 1,0 mg)	8 doses (total: 2 mg)
Précautions/ contre-indications	ne pas administrer sous forme de bolus intraveineux	hypertension artérielle, pré éclampsie, maladie cardiaque	asthme

- **Devant une inversion utérine :**

Dans ce cas, il faut repositionner immédiatement l'utérus car plus le temps s'écoule, plus l'anneau de rétraction qui entoure l'utérus inversé devient rigide et plus il est engorgé de sang.

- Si la douleur est très forte, injecter 1mg de péthidine par kg sans dépasser 100mg au total), en IM ou en IV ; ou administrer 0,1mg de morphine par kg en IM.
- Ne pas administrer d'ocytocine tant que l'inversion n'est pas corrigée.

- Prophylaxie par antibiothérapie: 2g d'Ampicilline en IV, plus 500mg de Métronidazole en IV ; si la patiente présente des signes d'infection (fièvre, leucorrhées nauséabondes), lui administrer les mêmes antibiotiques pour éviter une endométrite.

4) Traitement non médicamenteux de l'HPP

4.1 Tamponnade utérine interne

Dans le contexte de l'HPP, le terme tamponnade se réfère à un dispositif inséré dans l'utérus pour stopper le flux hémorragique. Il peut être un paquet de tampon ou un cathéter muni d'un ballonnet. les procédures de tampon interne on été utilisés seules avec succès ou alors combinées à la suture de Brace.

Principe : la tamponnade utérine requiert d'induire une pression intra utérine pour arrêter l'hémorragie ; ceci pouvant être fait par insertion du ballonnet distensible dans la cavité utérine et qui comble tout l'espace. La pression endo-utérine ainsi créée doit dépasser la pression artérielle systolique. Ou alors, on insère un rouleau de garnitures en paquet dans l'utérus de telle manière à exercer une pression directe sur les capillaires et les veines. Ces gestes sont effectués au Bloc opératoire, sous anesthésie générale et en associant des traitements hémostatiques et utéro toniques(46).

4.2 Embolisation artérielle

Lorsque le traitement standard de l' HPP est infructueux ; l'embolisation trans-cathéterienne artérielle percutanée peut être indiquée. L'objectif principal est d'arrêter l'hémorragie active issue du canal vaginal et de prévenir sa récurrence. Non seulement l'embolisation sauve la vie maternelle mais aussi l'utérus et les annexes et donc préserve la fertilité.

Elle peut aussi être utile pour les patients refusant une transfusion pour des raisons religieuses ou autres.

Un taux de succès élevé dans l'arrêt de l'hémorragie est possible ; VEDANTHAM et al en 1997 a rapporté un taux de 100% de cessation de l'HPP dans 49 cas après un accouchement par voie basse(47).

L'aspect technique combine l'embolisation à l'artériographie (préférentiellement l'imagerie par résonnance magnétique). La méthode optimale dans l'embolisation est de réaliser une cathétérisation super sélective des branches artérielles, sources d'hémorragie telles les artères utérines des deux cotés. Certaines complications peuvent survenir :

- erreurs techniques, hématomes au site de ponction, les lésions vasculaires ; les réactions allergiques au contraste d'iode.
- L'ischémie post embolique (dont celle des membres inférieurs)
- Infections et coagulopathies
- La sciatique et les irradiations.

En conclusion, l'embolisation est un traitement de choix avant tout traitement chirurgical radical lorsque la première ligne de traitement conservateur est dépassée.

4.3 Traitement chirurgical conservateur

Le facteur clé dans le traitement chirurgical de l'HPP est connaissance des facteurs prédisposant et une équipe multi disciplinaire (obstétriciens, anesthésistes et hématologues).la procédure connue sous le nom de technique de suture de BRACE décrite par B-LYNCH et al en 1997 peut prouver de résultats meilleurs que la chirurgie radicale pour les hémorragies massives.

La technique de suture compressive de B-LYNCH a été mise au point par M. Christopher B-Lynch pendant la gestion d'une patiente avec HPP grave en 1989 ; cette patiente ayant refusé une hystérectomie d'urgence. A l'échelle mondiale, le niveau d'application inclut 1300 cas avec succès et 19 échecs ; L'Inde rapporte le taux le plus élevé de succès (plus de 250 cas) ; suivi par l'Afrique. Plusieurs matériels de suture ont été utilisés, toutefois le monocryl (code WC 3709) est recommandée car facile à manipuler. De toutes de compression utérine par suture, la technique de B-LYNCH a été recommandée par l'enquête confidentielle triennale des décès maternels du Royaume-Uni en 2000-2002 et du collège royal des gynécologues obstétriciens.

Principe : Les points de suture ont pour objectif d'exercer une compression continuelle et verticale sur le système vasculaire. Une laparotomie est nécessaire pour exposer l'utérus ; puis une hystérotomie segmentaire basse ou réouverture de l'ancienne suture en cas de césarienne antérieure à l'HPP et ainsi la vacuité utérine peut être vérifiée. On procède ensuite à une compression bi manuelle après que le péritoine viscéral soit refoulé en bas. Si une telle compression stoppe l'HPP ; il y a une chance que l'application de la suture de B-LYNCH stoppe aussi l'hémorragie(48). La technique est résumée par la figure ci-dessous :

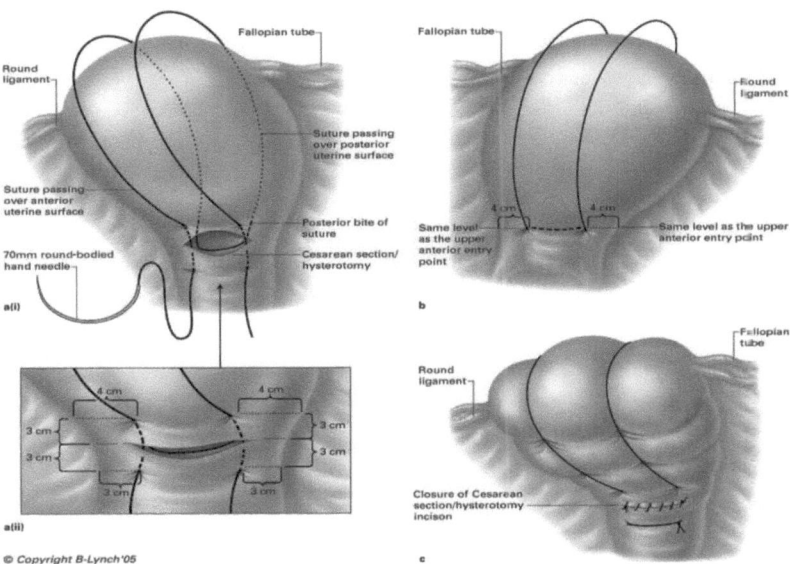

Figure v *: Technique de la suture de B-Lynch(48)*

Il existe aussi la technique de suture de HAYMAN.

4.4 Ligature des artères iliaques internes (hypogastriques)

Historiquement, la pratique de la ligature bilatérale des artères hypogastriques était du ressort des gynécologues obstétriciens ; aujourd'hui néanmoins ; la sous spécialisation signifie plus d'exercice et d'expériences qui se révèlent parfois insuffisantes.les chirurgiens vasculaires sont souvent appelés pour ce type d'intervention. Elle ne compromet pas la bonne circulation pelvienne qu'elle soit uni ou bilatérale grâce aux vaisseaux collatéraux(49).

4.5 Hystérectomie peripartum

L' HPP massive est intimement liée à l'hystérectomie d'urgence (subtotale ou totale) dans les conditions suivantes : anomalies de placentation ; atonie utérine ; rupture utérine et sepsis.

Principe : La technique est en principe la même que l'hystérectomie par voie abdominale en gynécologie. Cependant, les modifications de la grossesse créent des difficultés chirurgicales potentielles(50).

CHAPITRE IV : METHODOLOGIE

1. Type d'étude

Nous avons réalisé une étude transversale analytique.

2. Période de l'étude

Notre étude s'est déroulée sur une période de cinq mois allant du 1er novembre 2013 au 31 Mars 2014.

3. Lieu de l'étude

L'étude a été faite dans le service de gynécologie et obstétrique de l'HCY. La maternité principale de Yaoundé reçoit le plus grand nombre de parturientes, de toutes les couches sociales ; elle a une grande capacité d'accueil et le coût des séjours hospitaliers est plus accessible. En moyenne par mois ; il y a 350 accouchements. Le service est constitué d'une salle de travail et d'accouchement collective et trois salles individuelles ; de quatre blocs opératoires ; quatre salles de réanimation et de réveil ; dix bureaux de consultants, deux salles de soins infirmiers et une salle d'étudiants. Le service est subdivisé en deux unités d'hospitalisation A (38 lits) et B (34 lits) ; où travaillent gynécologues obstétriciens ; résidents ; étudiants; infirmiers et sages-femmes ainsi que le personnel d'entretien.

4. Population d'étude

Toutes les femmes en travail avec un âge gestationnel ≥ 28 semaines d'aménorrhée reçues à la maternité principale (MP) ; qu'elles soient référées ou non et qui ont accouché dans le service.

Les parturientes ont été réparties en deux groupes à savoir : le groupe de celles qui ont fait l'hémorragie du post partum après un accouchement par voie basse (groupe d'étude) et le groupe des femmes qui n'ont pas eu d'HPP (groupe contrôle).

4.1. Critère de sélection des sujets

a) **Critères d'inclusion**

Groupe d'étude:

Les femmes ayant fait l'hémorragie du post partum après un accouchement par voie basse.

Les femmes ayant donné leur consentement éclairé écrit.

Groupe contrôle :

Toutes les femmes sans hémorragie du post partum

Les femmes ayant donné leurs consentantes à participer à l'étude.

b) Critères d'exclusion

Etaient exclues de l'étude les femmes répondant à un ou plusieurs de ces critères :

- Accouchement par césarienne d'urgence ou élective.
- Saignement anténatal (hémorragie antépartum).
- Refus de continuer à participer à l'étude.

5. Echantillonnage

Nous avons fait un recrutement consécutif et exhaustif sur une période de cinq mois dans le service de la maternité principale.

6. Taille de l'échantillon

Nous avons utilisé la formule suivante pour le calcul de notre taille de l'échantillon (51):

$$n = \frac{(\varepsilon\alpha\sqrt{2p \times q} + (\varepsilon\beta\sqrt{P1(1-P1) + P0(1-P0)})^2}{(P0-P1)2}$$

Où P1= incidence de la maladie dans le groupe d'étude = 0,49 ; P0 = incidence de la maladie dans le groupe contrôle = 0,24(11).

$P = \frac{p1+p0}{2} = 0,36$; q= 1-P =0,97 ; $\varepsilon\alpha$= 1,64 ; 2$\varepsilon\beta$= 1,28

$n = \frac{(1,113 - 0,420)'}{0,06}$

n= 39

La taille minimale de l'échantillon est de 78 femmes soit (39 cas d'hémorragie du postpartum et 39 femmes sans hémorragie.

Au total nous avions 201 femmes. Le groupe des femmes avec HPP était constitué de 26 femmes (12 ont eu une chute du taux d'hématocrite supérieur ou égal à dix % et 14 autres ont perdu un volume de sang requérant une transfusion de sang total d'au moins 500ml dans les 24 heures suivant l'accouchement).

7. Procédure

i) Recrutement

Après obtention de l'autorisation du directeur de l'HCY ; nous nous sommes présentés au responsable de l'unité de gynécologie/obstétrique. Sur le lieu du recrutement, nous attendions les femmes dans la salle de travail aux urgences.

Toute parturiente admise en salle de travail ; quelle que soit sa provenance (domicile ou référée) était entretenue sur le but de l'étude ; la procédure ; les bénéfices ; les contraintes et risques de la participation à l'étude. Elle avait l'occasion de poser toutes les questions et inquiétudes et son consentement était obtenu. Pendant une semaine nous avons fait un pré test de la fiche technique, et y avons apporté des modifications. La faisabilité de la réévaluation des patientes a été étudiée. Nous nous rendions à l'hôpital chaque matin, les parturientes vues ce jour (si accouchement effectif) étaient revues le jour suivant à la même heure.

Après un interrogatoire et un examen clinique, nous procédions à un prélèvement de sang capillaire périphérique sur l'un des bords latéraux du majeur droit ou gauche. Toute indication de césarienne au cours du travail annulait la procédure. Les femmes dont l'âge gestationnel était inférieur à 28 semaines d'aménorrhée n'étaient pas retenues dans l'étude.

Nous avons surveillé le travail à l'aide du partogramme et dès la sortie du fœtus, nous pratiquions systématiquement la GATPA (vérification d'un deuxième fœtus; et dans l'ordre : injection intramusculaire de 10 UI d'ocytocine ; enrouler le cordon sur la pince ; attendre une contraction utérine ; traction contrôlée du cordon ;

massage de l'utérus ; examen du placenta et annexes et enfin examen de la filière génitale. Le N° du dossier de la femme était enregistré ainsi que sa salle d'hospitalisation. Toutes les femmes qui ont eu l'HPP ont été traitées selon les protocoles de prise en charge du service.

Vingt-quatre heures après l'accouchement nous repassions pour une seconde ponction de sang capillaire périphérique pour la réalisation du second taux d'hématocrite ; après une réévaluation clinique. Et les deux valeurs respectives (du taux d'hématocrite (et d'hémoglobine) étaient consignées sur la fiche technique et dans le dossier médical de l'accouchée ; et la variation des taux d'hématocrite (delta hématocrite) et d'hémoglobine (delta hémoglobine), mesurés avec l'hémoglobinomètre portable URIT 12® était calculée.

A la fin de cette procédure ; nous avons distingué deux groupes de femmes ; un groupe d'étude (cas d'HPP) et un groupe contrôle.

ii) Collecte des informations

La collecte des données s'est faite en deux phases dans quatre salles différentes (salle des urgences ; salle de travail ; salle d'accouchement et celle du post partum).

- ✓ **Phase I** : Elle comprenait la collecte des données sociodémographiques et cliniques.
- ✓ **Phase II** : Elle consistait en un prélèvement avant et 24 heures après l'accouchement, de sang capillaire périphérique et mesure des taux d'hémoglobine et d'hématocrite. Pour des résultats douteux (discordant avec la clinique une deuxième bandelette était utilisée après vérification de l'appareil).

La procédure globale s'est faite selon le schéma suivant :

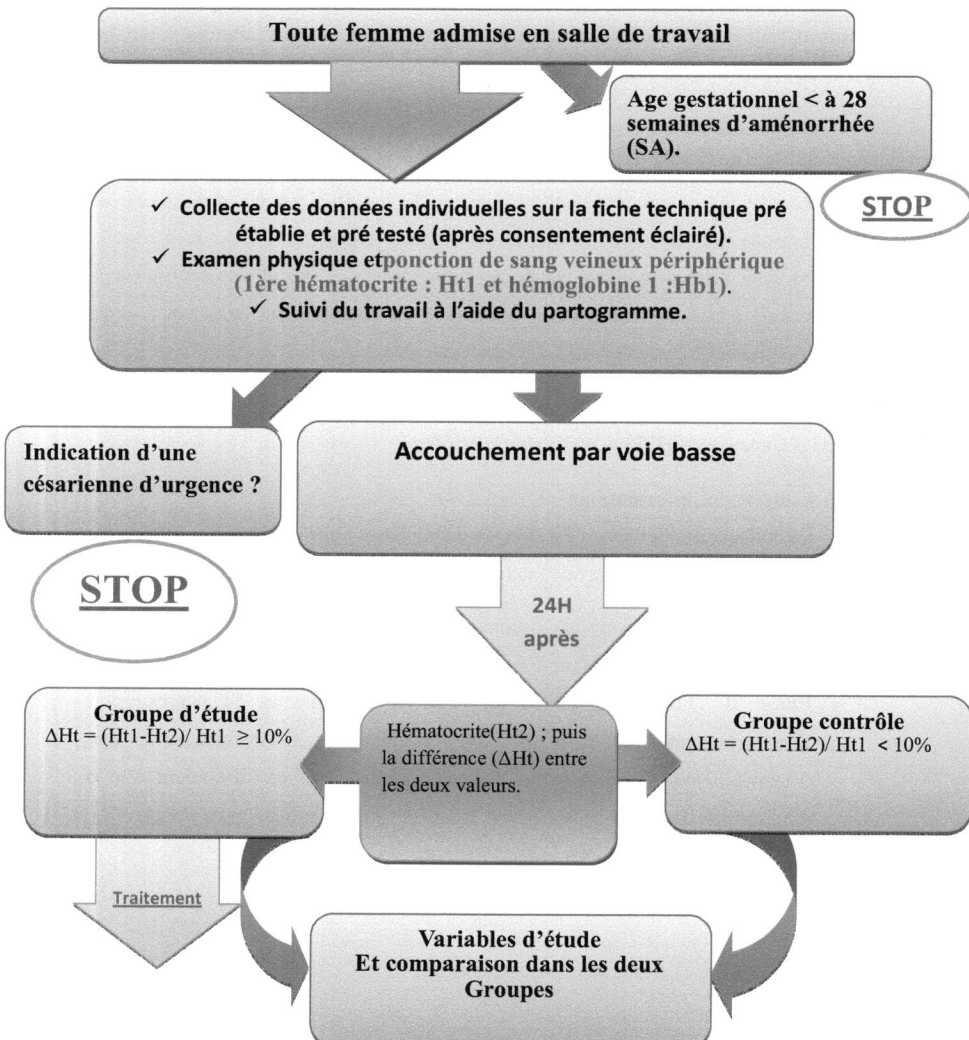

Figure 1: Procédure de recrutement et de collecte des données de l'étude.

8. Collecte des données

A. Données sociodémographiques et obstétricales

L'anamnèse recherchait les données suivantes :

- **Identification** : l'âge ; la parité le statut matrimonial ; l'ethnie ; la profession ; la religion ; le lieu de résidence et la formule gravidique ainsi que l'âge gestationnel (calculé à partir de la date des dernières règles et confirmé par une échographie faite avant 20 semaines).
- **Antécédents gynécologiques et obstétricaux** : l'espace inter génésique ; antécédents d'IVG (et la méthode) ; de myomes utérins d'hémorragie du post partum immédiat et de déchirures périnéales.
- **Antécédents médicaux** : l'hypertension artérielle ; la drépanocytose ; les hépatites virales ; le statut sérologique du VIH et le paludisme en grossesse.
- **Antécédents chirurgicaux** : de césarienne ; de myomectomie.
- **Le suivi de la grossesse** : le nombre de CPN ; la prophylaxie anti anémique ; nombre de dose de traitement préventif intermittent(TPI) pris ; le nombre de fœtus et les pathologies au cours de la grossesse (Hydramnios : placenta prævia ; placenta abruptio ; menace d'accouchement prématuré et saignement sur grossesse).
- **Renseignements sur le travail et l'accouchement** : étaient notifiés : le mode du déclenchement du travail, la notion de stimulation, la fièvre maternelle pendant le travail ; le mode de rupture des membranes et la couleur du liquide amniotique enfin le mode d'accouchement (instrumental ou non). Le devenir du fœtus (score d'APGAR ; le poids fœtal ; viabilité du nouveau-né).
- **Après l'accouchement** : systématiquement étaient recherchés l'atonie utérine ; les rétentions placentaires ; les déchirures cervicales, vaginales et/ou périnéales ainsi que la réalisation d'une épisiotomie.
- **Le devenir maternel** : Dans le post partum immédiat, ont été recherchés les comorbidités de l'HPPi (transfusion sanguine ; traitement chirurgical ; anémie ; choc hémodynamique ; CIVD et le décès maternel).

B. L'examen clinique

Il consistait surtout à l'évaluation de l'état hémodynamique et à la mesure du taux d'hémoglobine permettant de faire le diagnostic de l'HPP.

C. Les données biologiques : Mesure du taux d'hématocrite et d'hémoglobine

Le prélèvement : Une asepsie rigoureuse était faite sur le doigt avant chaque prélèvement avec un coton imbibé d'alcool à 95°.

Nous avons utilisé un hémoglobinomètre portable de marque URIT 12; une étude comparant cet appareil à un automate hématologique le COULTER LH-750 a conclu à une haute adéquation et précision des résultats (avec une bonne corrélation $r = 0,994$, sans différence significative $p > 0,05$)(52).

Nous prélevions une goutte franche (13 à 15 µl) de sang capillaire (au bord latéral droit ou gauche du majeur gauche ou droit) étape 1; puis nous la déposions à la zone de lecture (spot) sur la bandelette URIT-12 et la lecture se faisait en moins de 10 secondes sur l'écran de l'appareil.

Principe : Réflectance optique. Le test utilise la méthode colorimétrique sèche dite d'azido- méthémoglobine de Vanzetti G. (La réaction qui s'opère dans la cuvette est une réaction d'azide-méthémoglobine modifiée. Les membranes des érythrocytes sont désintégrées par le désocycholate de sodium, ce qui entraîne la libération de l'hémoglobine. Le nitrite de sodium convertit le fer ferreux de l'hémoglobine en fer ferrique pour former de la méthémoglobine qui se combine ensuite avec l'azide pour donner de l'azide de méthémoglobine. Le photomètre utilise une méthode de mesure sur double longueur d'onde, 570 et 880 nm, pour compenser un certain degré de turbidité.)(53). Lorsqu' une goutte de sang capillaire est appliquée au spot, le sang disparait sur la membrane se mettant en contact avec le réactif ; le détecteur optique métrique automatique mesure la réflectance de la membrane. L'intensité de la réflectance est inversement proportionnelle à la concentration de l'hémoglobine ;et l'appareil donne le taux d'hématocrite correspondant (54).

9. Analyse statistique des données.

Les données ont été collectées et analysées à partir du logiciel, EPI INFO™ version 3.5.4 (en anglais). Pour l'analyse des données, nous avons utilisé le test de Chi Carré (P) dont le seuil de significativité est P <0,05 pour comparer les moyennes ; le rapport de cotes; (Odds ratio) et l'intervalle de confiance fixé à 95% ont été utilisés pour évaluer l'effet des facteurs de risque potentiels sur la survenue de l'HPP, nous avons fait la régression logistique inconditionnelle. Les tableaux et les graphiques ont été montés par les logiciels de Microsoft Excell et Word.

10. Considérations éthiques et autorisations administratives

Notre protocole de recherche a été soumis au comité institutionnel d'éthique et de recherche de la Faculté de Médecine et des Sciences Biomédicales(FMSB) de l'université de Yaoundé 1 pour approbation. L'autorisation du directeur de l'HCY a été obtenue avant le début de l'étude. L'étude s'est effectuée dans le respect de la dignité humaine ; du consentement libre et éclairé et de la stricte confidentialité. Les examens réalisés étaient entièrement gratuits pour les participantes. Les résultats étaient communiqués à chacune et consignés dans le dossier médical. Toutes les femmes étaient suivies pendant tout le déroulement du travail ; de l'accouchement et réévaluées dans les 24H post partum.

11. Matériel utilisé

➢ **Pour La collecte des données**

- Un questionnaire préétabli (fiche technique) et pré-testé.

➢ **Pour l'examen physique**

- Stéthoscope
- Montre trotteuse
- Sphygmomanomètre (tensiomètre)
- Eau, savon , serviette
- Thermomètres

➢ **Matériel de prélèvement et d'analyse de laboratoire**

- Lancet stériles à usage unique

- Coton hydrophile
- Alcool à 95°
- Gants de soins
- Hémoglobinomètre (de marque URIT-12) avec bandelettes

➢ **Pour la mesure directe et objective des pertes sanguines**
- Blouses, bottes, tabliers et lunettes de protection
- Hypochlorite de sodium (Eau de Javel)

➢ **Pour le traitement des données et secrétariat**
- Un ordinateur portable
- Une clé USB de 4Gigabytes, un modem internet
- Des fiches de renseignements (fiches techniques)
- Des logiciels statistiques et informatiques (Epi info, Microsoft Office)
- Des rames de papier format A4
- Imprimante de marque HP

CHAPITRE V : RESULTATS

Nous avons recruté 209 femmes ; dont 8 n'ont pas rempli les critères d'inclusion (04 parturientes ont subi une césarienne d'urgence et 04 autres perdues de vue dans les 24 H suivant l'accouchement).le reste (201) a été retenu pour l'analyse.

Dans notre étude, nous avons eu 26 cas d'hémorragie du post partum primaire sur 201 parturientes soit une incidence de 13,9%.

I. CARACTERISTIQUES DE LA POPULATION D'ETUDE

1. Caractéristiques sociodémographiques

1.1. L'Age

La moyenne d'âge était de 27,15 ± 6,1(DS) ; (extrême : 17 – 36 ans) dans le groupe des femmes victimes de l'hémorragie du post partum; et de 27,3 ± 5,6([13 ans – 41 ans]) dans le groupe de femmes sans hémorragie (P=0,90). La répartition des parturientes selon l'âge est donnée dans le tableau ci-dessous :

Tableau I: *l'âge des parturientes*

Age maternel (ans)	total	Parturientes		P-value
		Groupe d'étude (Cas d'HPP) n (%)	Groupe contrôle (pas d'HPP) n(%)	0.9207
< 19	17	4(23.5)	13(76.5)	
20-34	159	19(11.9)	140(88.1)	
≥ 35	25	3(12)	22(88)	
Total	201	26	175	

Chi²= 0.4128 et P=0.9207

La tranche d'âge de 20 à 34 était la plus fréquente dans les deux groupes.

1.2. Le statut matrimonial

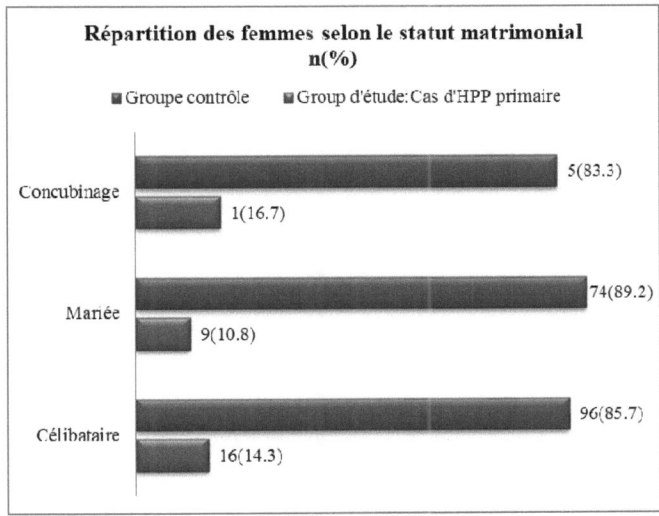

Figure 2: Le statut matrimonial des parturientes

Dans les deux groupes, les femmes célibataires étaient les plus fréquentes avec respectivement une fréquence de 14.3% chez celles ayant fait l'HPP primaire et 85.7% chez les femmes non victimes d'HPP.

1.3. La profession

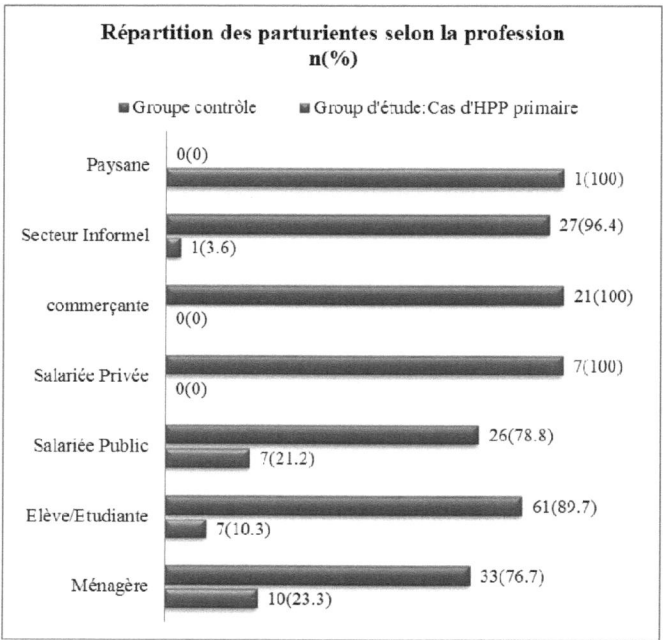

Figure 3: La profession des parturientes

Dans le groupe contrôle, les élèves et étudiantes étaient les plus représentées (89.7%) ; par contre, dans le groupe des femmes avec hémorragie de la délivrance (groupe d'étude), les ménagères étaient prédominantes (23.3%). La seule femme paysanne appartenait au groupe des cas d'hémorragie (100%). Il n'y avait pas de cas d'HPP chez les commerçantes et salariées privées.

1.4. La religion

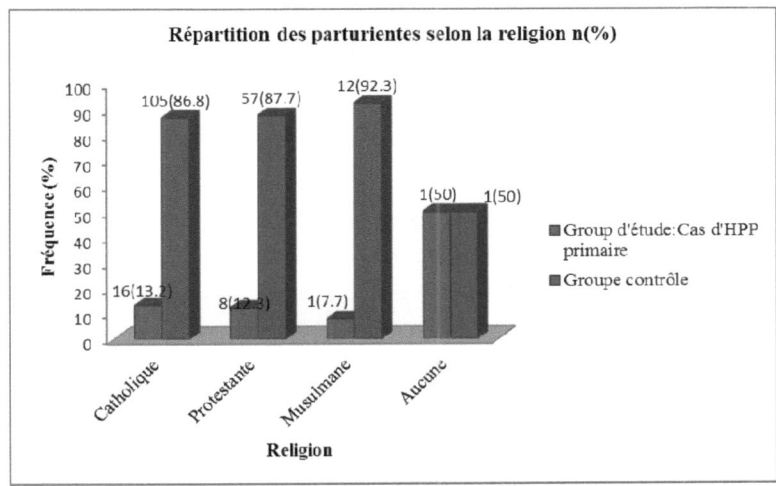

Figure 4: La religion des parturientes

Plus la moitié des femmes, dans les deux groupes de notre population d'étude étaient catholiques. Il n'y a pas eu de participantes témoins de Jéhovah.

1.5. Le lieu de résidence

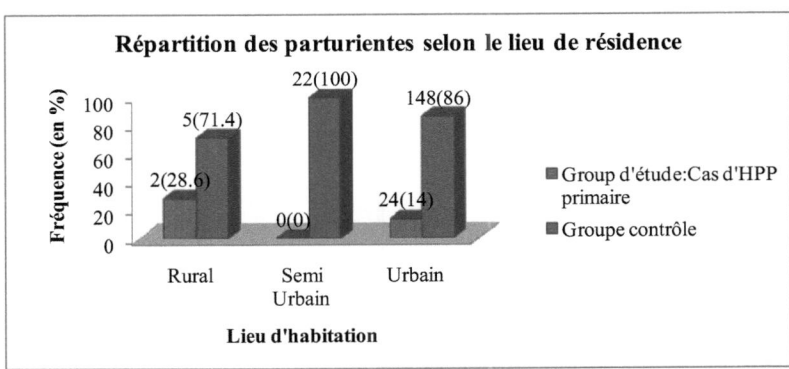

Figure 5: Le lieu de résidence des parturientes

Deux femmes sur 7 venant du milieu rural soit une fréquence de 28.6% étaient dans le groupe de femmes ayant fait l'HPP contre 14% de parturientes vivant en milieu urbain.

2. Caractéristiques obstétricales

   2.1. Gravidité

Le nombre de grossesses variait de 1 à 10 avec une moyenne de 3.1 ± 2.3 (DS) dans le groupe d'HPP primaire contre une variation de 1 à 9 grossesses avec une moyenne de 2.9 ± 1.9 (DS) dans le groupe de femmes normales (P=0,98).la répartition selon la gravidité est donnée dans le tableau ci-dessous :

Tableau II: La gravidité des parturientes

Gravidité	Parturientes			P-value
	Total	Groupe étude (Cas HPP) Effectif (%)	Groupe contrôle (pas HPP) Fréquence(%)	
1	61	8(13.1)	53(86.9)	0.9853
2-3	72	9(12.5)	63(87.5)	
≥4	68	9(13.2)	59(86.8)	
Total	201	26	175	

Chi²=1,7533 ; P=0.9853

72 femmes soit une fréquence de 35,80% étaient à leur 2ème ou 3ème geste. Il n'y avait pas de différence statistique dans les deux groupes.

   2.2. La parité

La parité variait de 0 à 9 avec une moyenne de 1.76 ± 2.0 (DS) dans le groupe d'HPP primaire contre une variation de 0 à 8 grossesses avec une moyenne de 1.4 ± 1.6(DS) dans le groupe de femmes normales (P=0.50).la répartition selon la gravidité est donnée dans le tableau ci-dessous :

Tableau III: La parité des parturientes

Parité	total	Parturientes		P-value
		Groupe d'étude (Cas HPP)	Groupe contrôle (pas HPP)	
		Effectif (n)	Effectif(%)	0.5077
0	77	9(11.7)	68(88.3)	
1-2	80	12(15)	68(85)	
3-4	32	3(9.4)	29(90.6)	
≥5	12	2(16.7)	10(83.3)	
Total	201	26	175	

Chi² = 3,0294 ; P=0.5077

77 sujets (38,3%) étaient nullipares ; 39,9% représentaient les pauci pares. Dans notre étude les multipares et grandes multipares étaient faiblement fréquentes. Il n'y avait pas de différence significative entre les deux groupes en rapport avec la parité.

2.3. Nombre d'avortement

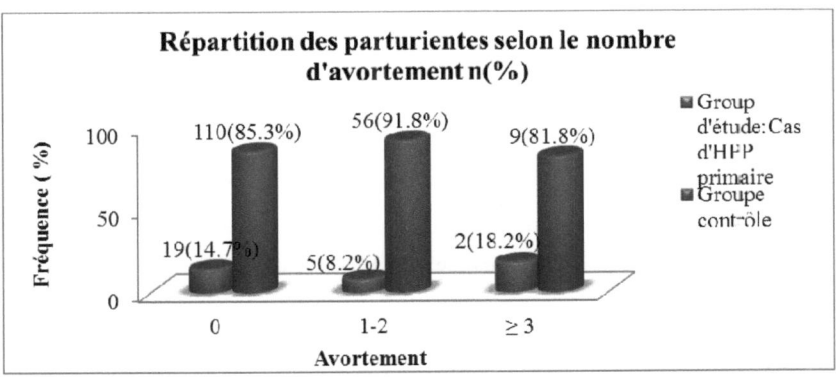

Figure 6: Répartition des femmes selon le nombre d'avortement

129 femmes n'avaient pas d'antécédents d'avortements. Dans cette population une fréquence de 14.7% représentait les femmes victimes d'hémorragie contre 85.3% de femmes sans hémorragie. La proportion de femmes avec plus de trois avortements

était la même dans les deux groupes (18.2% de celles avec HPP primaire contre 81.8% des femmes sans HPP primaire).

2.4. Antécédents d'interruption volontaire de grossesse(IVG)

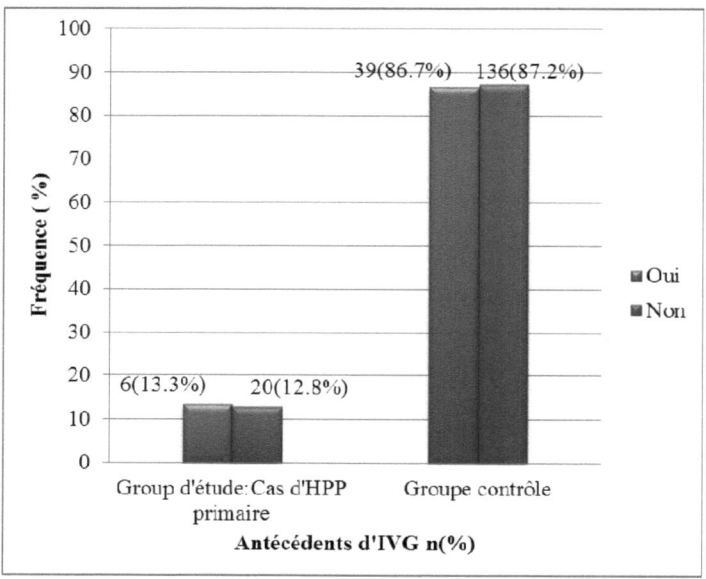

Figure 7: Les antécédents d'interruption volontaire de grossesse des parturientes

Dans toute la population de notre étude, une femme sur 3 avait un antécédent d'interruption volontaire de grossesse (6 femmes contre 20 dans le groupe de cas d'HPPi et 39 contre 136 femmes dans le groupe contrôlent). Cette proportion était la même dans les deux groupes.

2.5. Répartition des femmes selon la méthode d'IVG

Tableau IV: La méthode d'IVG utilisée par les femmes

Méthode d'IVG	total	Parturientes Groupe d'étude (Cas HPP)	Groupe contrôle (pasHPP)
		effectif (%)	fréquence(%)
Aspiration	20		
Oui		4(20)	16(80)
Non		2(8)	23(92)
Curetage	25		
Oui		2(8)	23(92)
Non		4(20)	16(80)
Total IVG	45	6	39

25 femmes avaient fait l'IVG par curetage (soit une fréquence de 12.43%) contre 20 femmes ayant utilisé la méthode d'aspiration (soit une fréquence de 10%) dans la population totale. La répartition dans les deux groupes est donnée dans le tableau ci-dessus.

3. Antécédents gynéco-obstétricaux

Tableau V: Les antécédents gynéco-obstétriques des parturientes

Antécédents gynéco-obstétriques	total	Parturientes Groupe d'étude (Cas HPP)	Groupe contrôle (pas HPP)
		effectif (n)	fréquence(%)
Myomes utérins	3		
Oui		0(0)	3(100)
Non		24(12.8)	163(87.2)
Antécédent d'HPPi*	39		
Oui		7(17.9)	32(82.1)
Non		19(11.7)	143(88.3)
Antécédents de déchirures périnéales	61		
Oui		10(16.4)	51(81.6)
Non		16(11.4)	124(88.6)

*HPPi : Hémorragie du post partum immédiat

Aucune parturiente victime d'HPP immédiat n'avait un antécédent de myome. Sept femmes (soit une fréquence de 17.9%) contre 32 femmes (82.1%) avaient eu un antécédent d'HPPi. Dix parturientes (16.4%) contre 51 parturientes (81.6%) avaient eu les déchirures périnéales.68 parturientes n'avaient aucun antécédent gynéco-obstétrique.

4. Antécédents médicaux

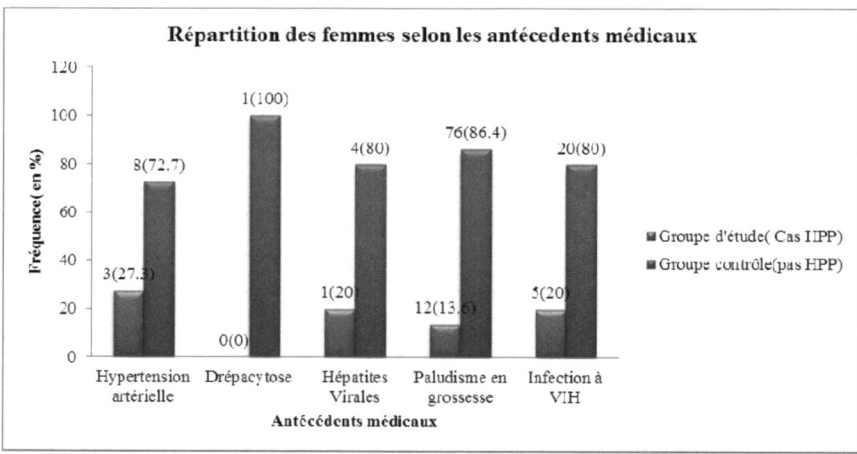

Figure 8: Les antécédents médicaux des parturientes

Aucune femme victime d'HPP primaire(HPPp) n'était drépanocytaire. Il y avait 88 femmes qui ont eu le paludisme (12 soit une fréquence de 13.6% avaient fait l'HPPp contre 76(86.4%)).La fréquence du paludisme était décroissante du premier au dernier trimestre de la grossesse (37 ; 35 ; et 17%).

Une femme sur quatre vivant avec le VIH était victime d'hémorragie. Une même proportion a été retrouvée pour les femmes infectées par les virus de l'hépatite (B et C confondus).

5. Antécédents chirurgicaux

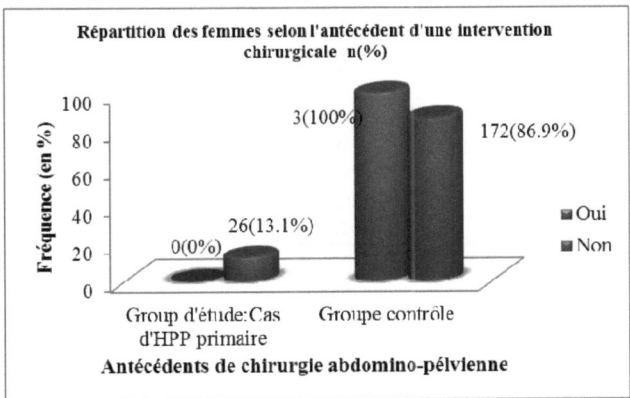

Figure 9: Répartition des femmes selon l'antécédent d'une intervention opératoire

Trois parturientes (soit une fréquence de 1.50%) avaient des antécédents de césariennes et toutes appartenaient au groupe de femmes sans hémorragie de la délivrance.

6. Suivi de la grossesse actuelle

6.1. Le nombre de consultation prénatales(CPN)

Le nombre de Consultation prénatale (CPN) variait de 1 à 7 avec une moyenne de 4,0 ± 2.5 (DS) dans le groupe de femmes avec HPP primaire contre une variation de 0 à 12 CPN avec une moyenne de 4.6 ± 3.8 (DS) dans le groupe de femmes normales (P=0,1495). La répartition selon le nombre de CPN est donnée dans le tableau ci-dessous :

Tableau VI: Répartition des femmes selon le nombre de CPN

Nombre de CPN	total	Parturientes		P-value
		Groupe d'étude (Cas d'HPP)	Groupe contrôle (pas HPP)	
		effectif (n)	Effectif (%)	0.1495
0	3	0(0)	3(100)	
1-3	46	9(19.6)	37(80.4)	
≥ 4	152	17(11.2)	135(88.8)	
Total	**201**	**26**	**175**	

Chi^2 = 1,56 ; P= 0,210

Il n'y avait pas de différence statistique dans les deux groupes.

6.2. L'âge gestationnel

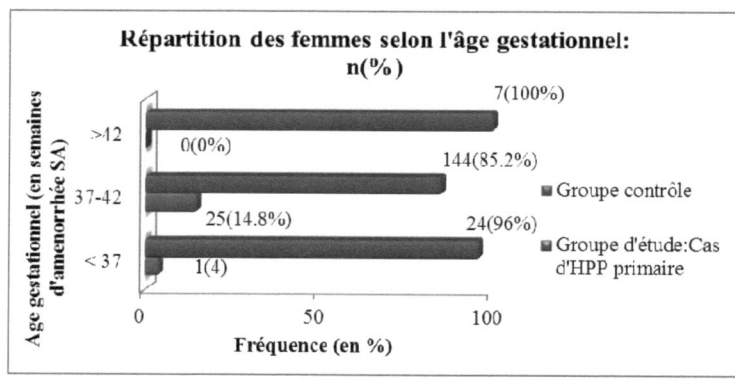

Figure 10: L'âge gestationnel des parturientes

169 parturientes (une fréquence de 73%) ont accouché à un âge gestationnel compris entre 37 et 42 semaines (25 chez les femmes avec HPP primaire contre 144 dans le groupe des femmes normales).

6.3. Echographie au 3ème trimestre de la grossesse

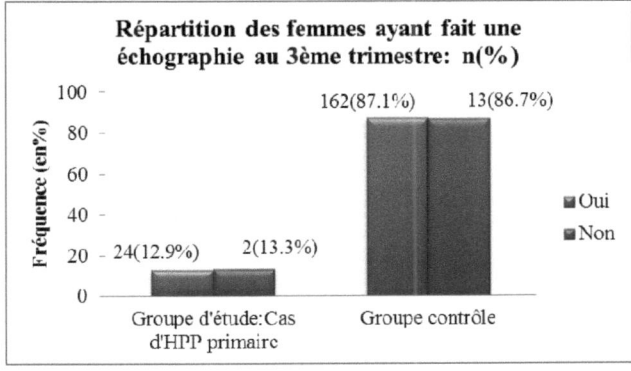

Figure 11: Répartition des femmes ayant fait une échographie au 3ème trimestre de la grossesse

186 parturientes (92.5%) avaient fait une échographie au troisième trimestre. Dans le groupe de femmes avec hémorragie 2 contre 24 n'en avaient pas fait.

6.4. Poids fœtal à la naissance

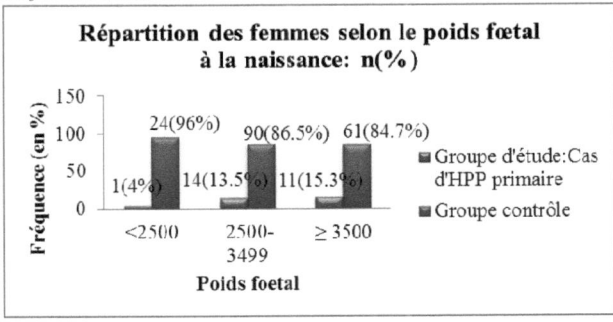

Figure 12: Répartition des femmes selon le poids fœtal

72 accouchées (35.82%) avaient des nouveaux nés avec un poids supérieur à 3500 grammes. 11 de ces femmes avaient eu 14 HPPp contre 61 dans le groupe des femmes sans HPPp.

6.5. La hauteur utérine

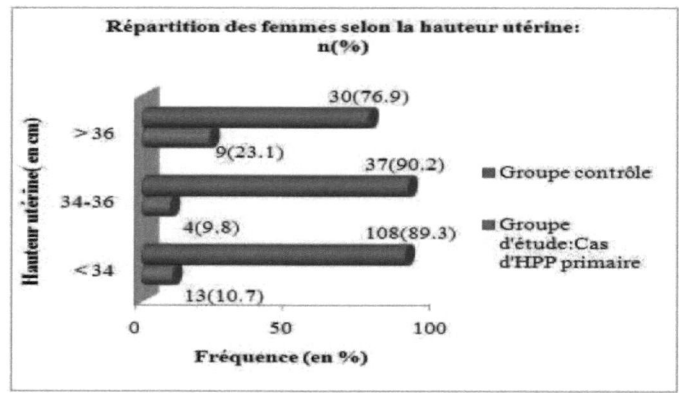

Figure 13: La hauteur utérine des parturientes

Les femmes avec une hauteur utérine inférieure à 34 cm étaient les plus fréquentes dans les deux groupes.

6.6. Prévention anti anémique

Toutes les femmes dans le groupe de cas d'HPP primaire avaient pris au cours de la grossesse une prophylaxie anti anémique. Une femme dans le groupe contrôle n'avait pris aucune prévention anti anémique pendant la grossesse.

II. FACTEURS DE RISQUE DES HEMORRAGIES DU POST PARTUM PRIMAIRE.

1. Facteurs sociodémographiques

1.1. L'âge maternel

Tableau VII: Age maternel comme facteur de risque

Age maternel	Total	Hémorragie du post partum primaire		OR [IC à 95%]	P-value
		Groupe d'étude (oui)	Groupe contrôle (Non)		
		n(%)	n(%)		
< 20	17	4(23.5)	13(76.5)	2.2672 [0.6701- 7.6704]	0.1636863
≥ 35	25	3(12)	22(88)	1.0048 [0.2744- 3.6795]	0.6038977
20-34	159	19(11.9)	140(88.1)	Référence	
Total	201	26	175		

L'âge inférieur à 20 ans est un facteur de risque d'HPP primaire ; même si la différence n'est pas significative (P>0,05).

1.2. Lieu de résidence

Tableau VIII: Lieu de résidence comme facteur de risque

Lieu de résidence	Total	Hémorragie du post partum primaire		OR [IC à 95%]	P-value
		Groupe d'étude (oui)	Groupe contrôle (Non)		
		n (%)	n(%)		
Rural	7	2(28.6)	5(71.4)	2.4667 [0.4526-13.4435]	0.2691054
Semi-urbain	22	0(0)	22(100)	0[Non défini- Non défini]	0.0455921
Urbain	172	24(14)	148(86)	Référence	
Total	201	26	175		

La résidence en milieu rural est un facteur de risque de l'HPP primaire; même si la différence n'est pas significative (P>0,05).

1.3. Les antécédents gynéco-obstétriques

Tableau IX: Facteurs de risque gynéco-obstétricaux de l'Hémorragie du post partum primaire

Antécédents Gynéco-obstétriques	Total	Hémorragie du post partum primaire		OR [IC à 95%]	P-value
		Groupe d'étude(oui) n (%)	Groupe contrôle(Non) n(%)		
Parité à l'admission					
≥4	25	3(12)	22(88)	0.9071 [0.2513- 3.2739]	0.590136
0-3	176	23(13.1)	153(86.9)	Référence	
Antécédents d'IVG*					
Oui	45	6(13.3)	39(86.7)	1.0462 [0.3929- 2.7856]	0.550367
Non	156	20(12.8)	136(87.2)	Référence	
Antécédents d'HPPi*					
Oui	39	7(17.9)	32(82.1)	1.6464 [0.6383- 4.2468]	0.214816
Non	162	19(11.7)	143(88.3)	Référence	
Antécédents de déchirures périnéales					
Oui	61	10(16.4)	51(83.6)	1.5196 [0.6464- 3.5722]	0.227999
Non	140	16(11.4)	124(88.6)	Référence	

*IVG : Interruption volontaire de grossesse.

***HPPi : Hémorragie du post partum immédiat.

Les antécédents d'IVG ; d'HPPi et de déchirures périnéales constituent des facteurs de risque de survenue de l'hémorragie de la délivrance.

1.4. Les antécédents médicaux

Tableau XI: Facteurs de risque médicaux de l'hémorragie du post partum primaire

Antécédents médicaux	Total	Hémorragie du post partum primaire		OR [IC à 95%]	P-value
		Groupe d'étude (oui) n (%)	Groupe contrôle(Non) n(%)		
Hypertension artérielle					
Oui	11	3(27.3)	8(72.7)	2.7228 [0.6737-11,0052]	0.15638863
Non	190	23(12.1)	167(87.9)	Référence	
Hépatites virales					
Oui	5	1(20)	4(80)	1.6667 [0.1715-16.1937]	0.520963
Non	92	12(13)	80(87)	Référence	
sérologie VIH[1]					
Positive	25	5(20)	20(80)	1.825[0.6162-5.4049]	0.210515
Négative	100	20(12)	146(88)	Référence	
Paludisme en grossesse					
Oui	88	12(13.6)	76(86.4)	1.1165 [0.4883-2.5528]	0.477664
Non	113	14(12.4)	99(87.6)	Référence	

[1]VIH : Virus d'Immunodéficience Humaine.

La notion d'hypertension en grossesse ; les patientes porteuses d'hépatites ; les personnes vivant avec l'infection à VIH et le paludisme en grossesse représentent les facteurs de risque de l'hémorragie de la délivrance ; même si la différence n'est pas significative (P>0,05).

1.5. Suivi de la grossesse

Tableau XI: Facteurs de risque liés au suivi de la grossesse

Suivi de la grossesse	Total	Hémorragie du post partum primaire		OR[IC à 95%]	P-value
		Groupe d'étude (oui)	Groupe contrôle (Non)		
		n (%)	n(%)		
Prophylaxie antianémique					
Oui	200	26(13)	174(87)	Indéfinie [Indéfinie-Indéfinie]	0.870647
Non	1	0(0)	1(100)		
Nombre de fœtus					
Multiple	12	1(8.3)	11(91.7)	0.5968 [0.2065-13.5956]	0.524346
Unique	174	23(13.2)	151(86.8)	Référence	
Menace d'accouchement prématuré					
Oui	27	2(7.4)	25(92.6)	0.5 [0.1112-2.2484]	0.283837
Non	174	24(13.8)	150(86.2)	Référence	
Saignement sur grossesse					
Oui	12	5(41.7)	7(58.3)	5.7143 [1.6635-19.6295]	0.010381
Non	189	21(11.1)	168(88.9)	Référence	
Age gestationnel					
Préterme (< 37 SA[1])	25	1(4)	24(96)	0.246[0.0316-1.9173]	0.126856
Post terme (> 42 SA)	30	3(10)	27(90)	0.6561 [0.1825-2.3582]	0.376848
Terme (37-42 SA)	145	21(14.5à	124(85.5)	Référence	

[1]SA : Semaines d'aménorrhée.

Le saignement sur grossesse est un facteur de risque statistiquement significatif (OR=5.71 ; 95% IC [1.66-19.62]).

1.6. Travail et accouchement.

Tableau XII: Facteurs de risque liés au travail et à l'accouchement

Travail et Accouchement	Total	Hémorragie du post partum primaire		OR [IC à 95%]	P-value
		Groupe d'étude (oui)	Groupe contrôle (Non)		
		n (%)	n(%)		
Début du travail					
Induit	20	2(10)	18(90)	0.7222 [0.302-6.3485]	0.501255
Spontané	180	24(13.3)	156(86.7)	Référence	
Stimulation du travail					
Oui	79	12(15.2)	64(84.4)	1.9687 [0.603-3.1658]	0.288300
Non	112	14(11.5)	108(88.5)	Référence	
Fièvre maternelle pendant le travail					
Oui	12	1(8.3)	11(91.7)	1.6768 [0.0738-4.8213]	0.523323
Non	189	25(13.2)	164(86.8)	Référence	
Utérus myomateux					
Oui	5	1(20)	4(80)	1.7955 [0.1919-16,8026]	0.48911344
Non	180	22(12.2)	158(87.8)	Référence	
Rupture des membranes					
Spontanée(réf)	109	15(13.8)	91(86.2)	1.175[0.5109-2.7025]	0.434803
Artificielle	92	11(12)	81(88)		
Couleur du liquide amniotique					
Clair(réf)	157	21(13.4)	136(86.6)	0.9882 [0.3463-2.8201]	0.581387
Teinté	37	5(13.5)	32(86.5)		
Méconial	7	0(0)	7(100)		
MFIU[1]					
Oui	14	4(28.6)	10(71.4)	3.1048 [0.8936-10.7871]	0.082442
Non	184	21(4)	163(88.6)	Référence	
Accouchement vaginal					
Normal(réf)	190	24(12.6)	166(87.4)	0.6506 [0.1326-3.1932]	0.429036
Instrumental	11	2(18.2)	9(81.8)		
Poids fœtal Naissance[2]					
< 2500	25	1(4)	24(95)	0.2679 [0.0335-2.1401]	0.164818
≥ 3500	72	11(15.3)	61(84.7)	1.1593 [0.4935-2.7231]	0.448669
2500-3499	104	14(13.5)	90(86.5)	Référence	

[1]MFIU : Mort fœtale in utero
[2]Poids fœtal à la naissance en gramme (g).
(Réf) : référence

Au cours de l'accouchement, la stimulation du travail ; les myomes utérins ; la mort fœtale in utero et le poids fœtal à la naissance supérieur ou égal à 3500 g constituent des facteurs de risque de l'HPP primaire ; même si la différence n'est pas significative. L'accouchement vaginal non instrumental, avec le poids inférieur à 2500 g sont des facteurs protecteurs.

1.7. Le Post partum immédiat

<u>Tableau XIII</u>: Facteurs de risque des hémorragies dans le post partum immédiat

Facteurs dans le post partum immédiat		Total	Hémorragie du post partum primaire		OR [IC à 95%]	P-value
			Groupe étude(oui) n (%)	Groupe contrôle(Non) n(%)		
	Atonie utérine					
	Oui	15	9(60)	6(40)	14.9118 [4.7354-46.9575]	0.000008
	Non	186	17(9.1)	169(90.9)	Référence	
	Suture des parties molles					
	Oui	67	13(19.4)	54(80.6)	2.2407 [0.9741-5.1542]	0.046080
	Non	134	13(9.7)	121(90.3)	Référence	
	Déchirure cervicales					
	Oui	8	3(37.5)	5(62,5)	4.4348 [0.9933-19.7990]	0.069407
	Non	193	23(11.9)	170(88.1)	Référence	
	Episiotomie					
	Oui	15	3(20)	12(80)	1.7717 [0.4647-6.7554]	0.303299
	Non	186	23(12.4)	163(87,6)	Référence	
Déchirures vaginales et/ou périnéales						
	Oui	56	1(8.3)	11(91.7)	0.5964 [0.0738-4.8213]	0.523323
	Non(réf)	145	25(13.2)	164(86.8)	Référence	
Rétention des débris placentaires						
	Oui	9	1(11.1)	8(88.9)	0.835[0.1001-6.9632]	0.671563
	Non	192	25(13)	167(87)	Référence	

L'atonie utérine et la notion de suture des parties molles constituent des facteurs de risque statistiquement significatifs avec respectivement une valeur P de 0,000008 et 0,04.

1.8. Facteurs de risque des hémorragies dans le post partum immédiat

Tableau XIV: Facteurs de risque des hémorragies dans le postpartum immédiat

Variables	Odds Ratio [IC à 95%]	Odds Ratio ajusté (OR a)	IC à 95%		P-Value
Atonie Utérine (Oui/Non)	14.9118 [4.7354-46.9575]	13.1806	3.8963	44.5884	0.000
Déchirures cervicales (Oui/Non)	4.4348 [0.9933-19.7990]	2.0637	0.3137	13.5765	0.451
Déchirures Vaginales et/ou Périnéales (Oui/Non)	0.5964 [0.0738-4.8213]	1.3336	0.3126	5.689	0.6974
Saignement sur Grossesse (Oui/Non)	5.7143 [1.6635-19.6295]	5.9819	1.4588	24.5292	0.013
Suture des parties molles (Oui/Non)	2.2407 [0.9741-5.1542]	1.6062	0.3814	6.7643	0.5183

Après l'Odds Ratio ajusté ; les facteurs de risque des hémorragies de la délivrance sont : une histoire de saignement sur grossesse et l'atonie utérine dans le post partum immédiat.

III. PRONOSTIC MATERNEL

La fréquence de transfusion était de 14 femmes sur 201 (7,5%) dans la population totale.

Dans notre étude ; nous avons eu une hystérectomie d'hémostase (scit une prévalence de 0.49%).

Deux accouchées sont décédées (une fréquence de décès maternel égal à 1%).

CHAPITRE VI : DISCUSSION

L'hémorragie primaire du post partum (HPP) est une perte de sang supérieur à 500 ml après un accouchement par les voies naturelles survenant dans les 24 heures et provenant du tractus génital de la femme. Elle est aussi définie par une perte de 10% du volume sanguin(1,2).La majorité d'études faites dans notre milieu se basent sur l'estimation visuelle des pertes sanguines sous-estime celles-ci de 30 à 50% et ceci dans 40% des accouchements(5,8,55).C'est dans le but de rechercher les facteurs de risque des HPP après un accouchement par voie basse que nous avons conduit une étude transversale analytique à la maternité principale de Yaoundé. Le diagnostic des cas d'HPP était basé sur la variation du taux d'hématocrite. Elle est affectée non seulement par l'hémorragie de la salle d'accouchement mais aussi par une hémorragie dilatoire dans les 24heures.

LIMITES DE L'ETUDE

- Le diagnostic n'était pas instantané (mais rétrospectif de 24 heures de temps) ; pour contourner ce biais nous nous sommes aidé de la clinique pour le diagnostic en temps réel d'une perte de plus de 10% du volume plasmatique et de ses conséquences sur l'état hémodynamique de la parturiente.
- Certains facteurs de risque ne seraient pas pris en compte du fait que nous n'ayons pas considéré les accouchements par césarienne.
- Notre faible taille de l'échantillon.

1. CARACTERISTIQUES DE LA POPULATION D'ETUDE

11.1. Caractéristiques sociodémographiques

La moyenne d'âge dans notre population d'étude était de 27,15 ans ± 6,16 (DS); il n'y avait pas de différence significative entre les deux groupes de notre population.

Tebeu *et al* en 2013 dans une étude rétrospective sur 10302 sujets avaient également trouvé une moyenne d'âge de 27,3 ans ± 5,8(DS) au CHUY(11). Par contre en France ; Tourné et al. ont rapporté en 2004 une moyenne d'âge de 29.4±4.9 ans (extrêmes : 17 et 44 ans) dans une étude prospective portant sur 271 femmes(30).Au

Nigeria Ajenifuja et al, ont trouvé une moyenne de 31 ans (extrême 18 et 47 ans)(9). La différence observée par rapport au Cameroun s'expliquerait par la précocité de maternité dans notre contexte.

La tranche d'âge de 20 à 34 ans était la plus fréquente (79,10% les deux groupes confondus). Elle correspond à la période à laquelle l'activité génitale est la plus accrue. Des résultats similaires ont été rapportés par Ajenifuja au Nigeria en 2010 et Sango et al en 2008 à l'HGOPY au Cameroun(10).

Dans le groupe des femmes avec hémorragie de la délivrance (groupe d'étude), les ménagères étaient prédominantes (23.3%). Au Nigeria Selo-Ojeme et Ajenifuja ont trouvé une fréquence de 37,6% et 90% respectivement ; la profession de ménagère (sans emploi) était dans les deux études la plus prédominante(9,12).Ces résultats proches des nôtres s'expliqueraient par la ressemblance sociale des populations de ces deux pays voisins. Il n'y avait pas de cas d'HPP chez les commerçantes et salariées privées (28 femmes dans la population totale de notre étude).Ce résultat indique que le niveau socio-économique bas exposerait les femmes à l'HPP. Cette association est évoquée par les auteurs qui insistent sur ses conséquences en terme de manque de supplémentation en fer et de suivi des visites prénatales(56) et d'autres mettent en cause le lieu géographique, l'organisation et l'équipement des maternités(8,32).A la maternité principale de Yaoundé, toutes les parturientes recouvrent individuellement les coûts nécessaires en soins et consommables médicaux et ceci influerait sur le délais de la prise en charge favorisant la survenue de l'HPP chez les femmes avec un bas niveau économique.

Deux femmes sur sept venant du milieu rural soit une fréquence de 28.6% étaient dans le groupe de femmes ayant fait l'HPP contre 14% de parturientes vivant en milieu urbain. Chaque année, 53 million de femmes accouchent à domicile ou en milieu rural inapproprié(57) et en Afrique, il est connu que la mortalité maternelle y est accrue par rapport aux zones urbaines(6).La difficulté des moyens de transport et de communication expliquerait ce problème dans notre contexte(58),de plus le manque d'éducation ;la pratique de certains rites ;la croyance et la peur du personnel médical ou de la technologie peuvent pousser les population à ne pas se rendre à l'hôpital(56,59).

Dans le groupe des femmes avec hémorragie, 16(61,5%) étaient célibataires. Ces résultats différents de ceux trouvés par Selo-Ojeme *et al* au Nigeria (97%)(12) peuvent s'expliquer par la différence d'âge de nos deux populations d'étude, de plus la plupart (33%) des femmes étaient élèves ou étudiantes. Toutefois cette association n'était pas significative dans nos deux études. Le statut matrimonial ne semble pas à lui seul expliquer les causes de l'hémorragie du postpartum, les auteurs arrivent à la même conclusion englobant d'autres facteurs sociodémographiques comme la religion ; et l'éducation(26,56).

12. FACTEURS DE RISQUE DES HEMORRAGIES DU POST PARTUM PRIMAIRE.

12.1. Facteurs de risque médicaux

Dans le groupe des accouchées avec HPP primaire, 3(27.3%) avaient une histoire d'hypertension artérielle en grossesse (OR : 2.72 IC 95% 0.67-11,00, P=0.1563).Douze (13.6%) femmes avaient eu le paludisme en grossesse (OR : 1.11 95% 0.48-2.55, P=0.4776).Une femme(20%) avait l'hépatite virale B ou C (OR : 1.66 IC 95 0.17-16.19 ; P=0.5209).Cinq (20) femmes avaient l'infection à VIH (OR : 1.82 IC 95% [0.61-5.40 ; P=0.2105).

En 2007, Mbanya *et al* dans une série de 1124 sujets concluent qu'il existe Plusieurs facteurs cliniques et biologiques identifiés en même temps que les thrombocytopénies de la femme enceinte camerounaise et que l'anémie, les antécédents de pré éclampsie, les désordres hypertensifs en cours, le paludisme et l'infection à VIH sont par ordre les plus fréquents(60).

Cette association suggère que ces facteurs de risque retrouvés dans notre étude favoriseraient l'hémorragie de la délivrance par la thrombocytopénie qu'ils entraînent. Dans la même série, quatre (9%) des patientes avec une baisse du taux des plaquettes avaient les antécédents d'HPP (p=0.06).Dans une autre étude, la principale étiologie associée à la thrombopénie était le paludisme à plasmodium *falciparum* chez 40 patients (22.2%)(61).

L'anémie (taux d'hémoglobine<11g/dl) était l'anomalie hématologique para clinique principale retrouvée chez 145 cas (80.6%) associée à la thrombopénie. Le paludisme favoriserait la survenue d'HPP par l'anémie et la thrombopénie qu'il entraine chez la femme enceinte.

L'association entre l'infection au virus de l'hépatite et la survenue de l'HPP dans notre étude (OR=1.66 95% [0.17-16.19], P=0,52) est également décrite dans la littérature. Xu *et al* sur 147 grossesses avec infection à l'hépatite virale a trouvé en 1992 une incidence de l'HPP de 36.05% et du choc hémorragique de 12.2%. Cette incidence, à la classification clinique de l'hépatite (P=0.01)(62).Cette différence observée dans nos deux études serait imputable à la faible taille de notre échantillon. L'explication avancée semble être le dommage causé au foie par l'infection et donc l'absence de facteurs de coagulation qui accroit le risque de l'hémorragie de la délivrance.

12.2. Facteurs de risque gynéco obstétricaux

L'âge inférieur à 20 ans ; les antécédents d'HPPi et de déchirure étaient associés à la survenue de l'HPP avec (respectivement), (OR= 2.26 95% [0.67- 7.67] P= 0,16) et (OR=1.64 [0.63- 4.24] P= 0,21). Les auteurs rapportent les mêmes facteurs de risque sur des tailles de population plus importantes(12)(26)(63). La faible significativité dans notre étude est toujours due à la taille de notre échantillon. Dans notre série, la stimulation du travail ; la fièvre maternelle pendant le travail, les myomes utérins, la MFIU ; et le poids fœtal ≥ à 3500 prédisposaient les femmes au saignement excessif .au CHUY, les mêmes facteurs ont été rapportés par Tebeu *et al* (11).

Trois facteurs de risque étaient statistiquement significatifs et ont été introduits dans le modèle de régression logistique. L'atonie utérine et un antécédent de saignement sur grossesse (tableau 24) sont restés significatifs (p= 0.00 et 0.01).Il est connu que l'atonie utérine contribue à 50% dans la survenue de l'hémorragie et dans les études récentes elle est toujours incriminée(63) et même dans les pays développés. Dans la littérature l'incidence varie selon les pratiques obstétricales et reste la plus élevée 53,8%(13,64).

A la MP de Yaoundé, la pratique de la GATPA est systématique et avait été pratiquée chez toutes les femmes de notre étude ; cette pratique réduit de 60% la survenue de l'HPP(24) ;ce paradoxe s'expliquerait par l'inadéquation prestataires-patientes qui conduit les sages-femmes à associer les accouchées dans la GATPA en sollicitant leur effort pour le massage utérin (dernière étape) ;or non seulement ces femmes sont pour la plupart jeunes et pauci pares mais aussi la fatigue maternelle, la douleur et l'ignorance de la localisation du fond utérin les amèneraient à négliger le massage ce qui favoriserait la formation des caillots de sang intra utérin et la survenue de l'HPP immédiat.

D'autre part, certains auteurs recommandent de mettre l'accent sur la gestion du travail et de l'accouchement ; de former et d'insister sur la prise en charge de l'atonie utérine (52, 59, 60).

L'antécédent de saignement sur grossesse devrait être recherché chez toute femme reçu en travail.il est significativement associé à la survenue de l'HPP dans notre série. Il aggraverait l'état anémique de la femme enceinte en milieu tropical.

12.3. Pronostic maternel

La fréquence de transfusion était de 14 femmes sur 201(7,5%) dans la population totale. Ce taux est largement supérieur à celui retrouvé en occident soit 7.5±0.5% chez les femmes avec HPP sur un échantillon de 146781 accouchées ; et la moitié des femmes avec un taux d'Hb < 7 g/dl n'avaient pas reçu de transfusion de culots globulaires(65). Dans notre milieu, chez les femmes avec HPP ; le recours à la transfusion serait hâtif justifiant cette incidence. D'autre part dans les tropiques l'anémie est chronique chez les femmes enceintes qui les prédisposerait à des formes graves d'hémorragie.

Deux accouchées sont décédées (une fréquence de décès maternel égal à 1%).ce taux demeure au-dessus des recommandations des nations unies(66) comme retrouvé au CHUY en 2013.

CHAPITRE VII : CONCLUSION ET RECOMMANDATIONS

CONCLUSION

Au terme de notre étude, il ressort que :

- ✓ L'incidence de l'HPP à la maternité principale de Yaoundé est de 13.9% ;
- ✓ L'âge moyen de notre population d'étude était de 27.1 ±6.1 ans.
- ✓ Les femmes entre 20 et 34 ans étaient les plus fréquentes. Les célibataires étaient 112 (soit une fréquence de 55,7%).
- ✓ La plu part des femmes (68, soit 33,8%) étaient élèves et étudiantes.
- ✓ En moyenne les femmes avaient suivi quatre CPN.
- ✓ Les facteurs de risque retrouvés étaient : l'âge inférieur à 20 ans ; la résidence en milieu rural ; les antécédents d'HPP immédiat ; les antécédents d'IVG et de déchirure périnéale.
- ✓ l'hypertension artérielle en grossesse et d'autres facteurs infectieux comme : le paludisme en grossesse, l'infection au VIH et au virus de l'hépatite.
- ✓ Un antécédent de saignement sur grossesse expose à l'hémorragie du post partum immédiat.
- ✓ La stimulation du travail ; un utérus poly myomateux ; la MFIU ; et un poids ≥ 3500 grammes constituent des facteurs de risque. Et dans le post partum immédiat ; l'atonie utérine ; les déchirures cervicales ; les déchirures vaginales et une notion de suture étaient associés à la survenue de l'hémorragie de la délivrance.

RECOMMANDATIONS

Aux femmes en âge de procréer:

- Effectuer les visites prénatales le plus tôt possible (dès que le diagnostic d'une grossesse en cours est posé).

Aux Praticiens

- Au cours des consultations, du travail et après l'accouchement éduquer les femmes sur la localisation et le massage utérins en post partum immédiat.
- Une surveillance au cours du travail et de l'accouchement des femmes infectées au VIH ou par les hépatites virales.

Aux chercheurs et au Ministère de la santé

- Mettre à la disposition des maternités des kits pour un accouchement.
- Inclure dans « le Kit d'accouchement » ; le sac de recueil des pertes sanguines à usage unique pour le diagnostic instantané de l'HPP immédiat.
- Promouvoir la recherche sur les maladies infectieuses en milieu tropical (le paludisme, l'infection à VIH, les hépatites virales) et la survenue de l'hémorragie du post partum.

REFERENCES

1. WHO. The prevention and management of postpartum haemorrhage. Report of a Technical Working Group. Geneva: World Health Organization; 1990.

2. WHO. Reducing the global burden: Postpartum haemorrhage [Internet]. 2008 [cited 2008 Dec 5]. Available from: //www.who.int /making_pregnancy_safer/documents/newsletter/mps_newsletter_issue4.pdf

3. Abou Zahr C. Global burden of maternal death and disability. Br Med Bull. 2003;67:1–11.

4. Prual A, Bouvier-Colle MH, de Bernis L, Bréart G. Severe maternal morbidity from direct obstetric causes in West Africa: incidence and case fatality rates. Bull World Health Organ. 2000;78(5):593–602.

5. WHO. The World Report 2005. Attending to 136million births, every year.2005. Make every mother and child count. Geneva: The World Health Organization; 2005 p. 62–3.

6. Bouvier-Colle MH, Ould El Joud D, Varnoux N, Goffinet F, Alexander S, Bayoumeu F, et al. Evaluation of the quality of care for severe obstetrical haemorrhage in three French regions. BJOG Int J Obstet Gynaecol. 2001 Sep;108(9):898–903.

7. Abou Zahr C. Ante partum and postpartum haemorrhage. In: Murray CJ, AD Lopez.Editors. Health Dimens Sex Reprod Harv Uni Press Boston. 1998;172:4.3.

8. Khan KS, Wojdyla D, Say L, Gülmezoglu AM, Van Look PFA. WHO analysis of causes of maternal death: a systematic review. Lancet. 2006 Apr 1;367(9516):1066–74.

9. Ajenifuja KO, Adepiti CA, Ogunniyi SO. Post partum haemorrhage in a teaching hospital in Nigeria: a 5-year experience. Afr Health Sci. 2010 Mar;10(1):71–4.

10. Sango A, Juliette, Flora. Hémorragies du post partum à l'hôpital général de Yaoundé. [Bamako]: Université de Bamako; 2008.

11. Tebeu PM, Fezeu LY, Ekono MR, Kengne Fosso G, Fouelifack Ymele F, Fomulu JN. Postpartum hemorrhage at Yaoundé University Hospital, Cameroon. Int J Gynaecol Obstet Off Organ Int Fed Gynaecol Obstet. 2013 Jun;121(3):283–4.

12. Selo-Ojeme DO, Okonofua FE. Risk factors for primary postpartum haemorrhage. A case control study. Arch Gynecol Obstet. 1997;259(4):179–87.

13. Ijaiya MA, Aboyeji AP, Abubakar D. Analysis of 348 consecutive cases of primary postpartum haemorrhage at a tertiary hospital in Nigeria. J Obstet Gynaecol J Inst Obstet Gynaecol. 2003 Jul;23(4):374–7.

14. Boisseau N, Lhubat E, Raucoules-aimé M. Hémorragies du post partum immédiat. In: Elsevier, editor. Conférences d'actualisation Elsevier; Paris. 1998;299–312.

15. American College of Obstetricians and Gynecologists. ACOG Practice Bulletin: Clinical Management Guidelines for Obstetrician-Gynecologists Number 76, October 2006: postpartum hemorrhage. Obstet Gynecol. 2006 Oct;108(4):1039–47.

16. Schorn MN. Measurement of blood loss: review of the literature. J Midwifery Womens Health. 2010 Feb;55(1):20–7.

17. Rath WH. Postpartum hemorrhage--update on problems of definitions and diagnosis. Acta Obstet Gynecol Scand. 2011 May;90(5):421–8.

18. Marieb E N. Anatomie et physiologie humaines. 4ème ed. Paris: Editions du renouveau pédagogique Inc; 1999.

19. Cunningham, Leveno, Bloom ,H, Rouse, Spong. Williams Obstetrics. 23 rd. United State of America: The McGraw-hill companies; 2010.

20. Merger R, Moure J C, Levy J, Melchior J. Précis d'obstétrique. 6ème ed. Paris: Masson; 2001. 583 p.

21. René G, Ghassan H, Christian Q, Christine N, Paul W, Maryse P. Délivrance normale et pathologique. Encycl Méd – Chir.Obstétrique [5-108-M-10]. Paris: Éditions Scientifiques et Médicales Elsevier SAS; 1996.

22. Matthews M, Harshad H, Guidotti R J. Prise en charge des complications de la grossesse et de l'accouchement: guide destiné à la sage-femme et au médecin. Génève: Organisation Mondiale de la Santé; 2004.

23. Carroli G, Cuesta C, Abalos E, Gulmezoglu AM. Epidemiology of postpartum haemorrhage: a systematic review. Best Pract Res Clin Obstet Gynaecol. 2008 Dec;22(6):999–1012.

24. Magann EF, Evans S, Hutchinson M, Collins R, Howard BC, Morrison JC. Postpartum hemorrhage after vaginal birth: an analysis of risk factors. South Med J. 2005 Apr;98(4):419–22.

25. Chichakli LO, Atrash HK, MacKay AP, Musani AS, Berg CJ. Pregnancy-related mortality in the United States due to hemorrhage: 1979-1992. Obstet Gynecol. 1999 Nov;94(5 Pt 1):721–5.

26. Combs CA, Murphy EL, Laros RK Jr. Factors associated with postpartum hemorrhage with vaginal birth. Obstet Gynecol. 1991 Jan;77(1):69–76.

27. Walfish M, Neuman A, Wlody D. Maternal haemorrhage. Br J Anaesth. 2009 Dec 1;103(Supplement 1):i47–i56.

28. Barbarino M, Barbarino A, Bayoumen F, Bonnenfant M V, Judlin P, Boutroy J L, et al. Hémorragies graves au cours de la grossesse et du post partum – choc hémorragique. Encycl. Méd – Chir Obstétrique. Paris: Elsevier; 1998. p. 118.

29. Parant O, Reme J M, Monrozies X. Déchirures obstétricales récentes du périnée et épisiotomie. encyclopédie médico-chirurgicale obstétrique [5-078-A-10]. Paris: Elsevier; 1999. p. 4.

30. Tourné G, Collet F, Lasnier P, Seffert P. [Usefulness of a collecting bag for the diagnosis of post-partum hemorrhage]. J Gynécologie Obstétrique Biol Reprod. 2004 May;33(3):229–34.

31. Mathai M, Gülmezoglu AM, Hill S. Saving womens lives: evidence-based recommendations for the prevention of postpartum haemorrhage. Bull World Health Organ. 2007 Apr;85(4):322–3.

32. Sosa CG, Althabe F, Belizán JM, Buekens P. Risk factors for postpartum hemorrhage in vaginal deliveries in a Latin-American population. Obstet Gynecol. 2009 Jun;113(6):1313–9.

33. Kodkany B S, Derman R J. Pithfalls in assessing blood loss and decision to transfer. A textbook of postpartum hemorrhage. Dumfries: Sapiens Publishing; 2006. p. 36–42.

34. Al Kadri HMF, Al Anazi BK, Tamim HM. Visual estimation versus gravimetric measurement of postpartum blood loss: a prospective cohort study. Arch Gynecol Obstet. 2011 Jun;283(6):1207–13.

35. Kavle JA, Khalfan SS, Stoltzfus RJ, Witter F, Tielsch JM, Caulfield LE. Measurement of blood loss at childbirth and postpartum. Int J Gynaecol Obstet Off Organ Int Fed Gynaecol Obstet. 2006 Oct;95(1):24–8.

36. NEWTON M, MOSEY LM, EGLI GE, GIFFORD WB, HULL CT. Blood loss during and immediately after delivery. Obstet Gynecol. 1961 Jan;17:9–18.

37. Gülmezoglu AM, Villar J, Ngoc NT, Piaggio G, Carroli G, Adetoro L, et al. WHO multicentre randomised trial of misoprostol in the management of the third stage of labour. Lancet. 2001 Sep 1;358(9283):689–95.

38. Kodkany BS, Derman RJ, Goudar SS, Geller SE, Edlavitch SA, Naik VA, et al. Initiating a novel therapy in preventing postpartum hemorrhage in rural India: a

joint collaboration between the United States and India. Int J Fertil Womens Med. 2004 Apr;49(2):91–6.

39. Prata N, Mbaruku G, Campbell M. Using the kanga to measure postpartum blood loss. Int J Gynaecol Obstet Off Organ Int Fed Gynaecol Obstet. 2005 Apr;89(1):49–50.

40. Wikipedia,the free encyclopedia. Kanga (African garment) [Internet]. 2011 [cited 2013 Oct 2]. Available from: http://upload.wikimedia.org/wikipedia/commons/thumb/3/36/Kanga%2C_Tanzania%2C_2011.jpg/220px-Kanga%2C_Tanzania%2C_2011.jpg

41. Upadhyay K, Scholefield H. Risk management and medicolegal issues related to postpartum haemorrhage. Best Pract Res Clin Obstet Gynaecol. 2008 Dec;22(6):1149–69.

42. Nicol B, Croughan-Minihane M, Kilpatrick SJ. Lack of value of routine postpartum hematocrit determination after vaginal delivery. Obstet Gynecol. 1997 Oct;90(4 Pt 1):514–8.

43. Bose P, Regan F, Paterson-Brown S. Improving the accuracy of estimated blood loss at obstetric haemorrhage using clinical reconstructions. BJOG Int J Obstet Gynaecol. 2006 Aug;113(8):919–24.

44. Petersen LA, Lindner DS, Kleiber CM, Zimmerman MB, Hinton AT, Yankowitz J. Factors that predict low hematocrit levels in the postpartum patient after vaginal delivery. Am J Obstet Gynecol. 2002 Apr;186(4):737–44.

45. Gabriel R, Harika G, Quereux C, Napoleone C, Wahl P, Palot M. Délivrance normale et pathologique. Encycl. Méd Chir Obstétrique [5-108-M-10]. Paris: Elsevier; 2003. p. 15–23.

46. Danso D, Reginald PW. Internal uterine temponade. A text book of postpartum haemorrhage. Dumfries: Sapiens Publishing; 2006. p. 263–7.

47. Choji K, Shimizu T. Embolization. A text book of postpartum haemorrhage. Dumfries: Sapiens Publishing; 2006. p. 277–86.

48. B-Lynch C. Conservative surgical management. A text book of postpartum haemorrhage. Dumfries: Sapiens Publishing; 2006. p. 287–98.

49. B-Lynch C, Keith LG, Campbell WB. Internal iliac (hypogastric) artery ligation. A text book of postpartum haemorrhage. Dumfries: Sapiens Publishing; 2006. p. 299–307.

50. Baskett TF. Peripartum hysterectomy. A text book of postpartum haemorrhage. Dumfries: Sapiens Publishing; 2006. p. 312–5.

51. Dabis F, Drucker J, Moren A. Master sciences,technologies,santé mention santé publique [Internet]. [cited 2014 May 20]. Available from: http://www.reseausegacoi.org/system/files/chap_V.2.pdf

52. Qin X, Liu Y, Lin F, Yi Z, Xu M, Li R, et al. [Comparison between Coulter LH-750 and URIT-12 for measuring hemoglobin concentration]. Nan Fang Yi Ke Da Xue Xue Bao. 2008 Dec;28(12):2196–8.

53. Vanzetti G. An azide-methemoglobin method for hemoglobin determination in blood. J Lab Clin Med. 1966 Jan;67(1):116–26.

54. URIT Medical Electronic Group Co., Ltd [Internet]. [cited 2014 May 8]. Available from: http://www.urit.com/english/ProductView.asp?ID=31&SortID=129

55. Patel A, Goudar SS, Geller SE, Kodkany BS, Edlavitch SA, Wagh K, et al. Drape estimation vs. visual assessment for estimating postpartum hemorrhage. Int J Gynaecol Obstet Off Organ Int Fed Gynaecol Obstet. 2006 Jun;93(3):220–4.

56. Geller SE, Goudar SS, Adams MG, Naik VA, Patel A, Bellad MB, et al. Factors associated with acute postpartum hemorrhage in low-risk women delivering in rural India. Int J Gynecol Obstet. 2008 Apr;101(1):94–9.

57. Sibley L, Ann Sipe T. What can a meta-analysis tell us about traditional birth attendant training and pregnancy outcomes? Midwifery. 2004 Mar;20(1):51–60.

58. Geller SE, Adams MG, Kelly PJ, Kodkany BS, Derman RJ. Postpartum hemorrhage in resource-poor settings. Int J Gynaecol Obstet Off Organ Int Fed Gynaecol Obstet. 2006 Mar;92(3):202–11.

59. Bates B, Turner AN. Imagery and symbolism in the birth practices of traditional cultures. Birth Berkeley Calif. 1985;12(1):29–35.

60. Mbanya D, Tayou Tagny C, Takoeta E, Mbu R, Kaptue L. [Factors associated with thrombocytopenia among pregnant women in Cameroon]. Santé Montrouge Fr. 2007 Dec;17(4):213–7.

61. Mbanya D, Tapko J-B, Azowe F, Kaptue L. [Aetiologic factors and clinical features associated with thrombocytopenia in Cameroonese adults: the importance of Plasmodium falciparum malaria]. Santé Montrouge Fr. 2002 Sep;12(3):331–5.

62. Xu H. [Analysis of 18 cases of postpartum haemorrhagic shock in pregnancy with virus hepatitis]. Zhonghua Fu Chan Ke Za Zhi. 1992 May;27(3):150–2, 188–9.

63. Dupont C, Rudigoz R-C, Cortet M, Touzet S, Colin C, Rabilloud M, et al. Incidence, étiologies et facteurs de risque de l'hémorragie du post-partum : étude

en population dans 106 maternités françaises. J Gynécologie Obstétrique Biol Reprod. 2014 Mar;43(3):244–53.

64. Xiong Q, Zhang GY, Chen HC. [Analysis of risk factors of postpartum hemorrhage in rural women]. Zhonghua Fu Chan Ke Za Zhi. 1994 Oct;29(10):582–5, 635.

65. Bonnet M-P, Basso O, Bouvier-Colle M-H, Dupont C, Rudigoz R-C, Fuhrer R, et al. Postpartum haemorrhage in Canada and France: a population-based comparison. PloS One. 2013;8(6):e66882.

66. Paxton A, Bailey P, Lobis S. The United Nations Process Indicators for emergency obstetric care: Reflections based on a decade of experience. Int J Gynaecol Obstet Off Organ Int Fed Gynaecol Obstet. 2006 Nov;95(2):192–208.

ANNEXES

Annexe 1 : Fiche de consentement éclairé

Annexe 2 : Lettre au comité d'éthique

Annexe 3 : Autorisation de l'hôpital central

Annexe 4 : Fiche technique (de collecte des données)

Annexe 5 : Hémoglobinomètre URIT 12

Annexe 6 : Mode opératoire pour la réalisation de l'hématocrite.

ANNEXE I : FICHE DE CONSENTEMENT ECLAIRE

Titre de l'étude : FACTEURS DE RISQUE DES HEMORRAGIES DU POST PARTUM : ETUDE TRANSVERSALE ANALYTIQUE A YAOUNDE

Investigateur, MUTARAMBIRWA Henri Donald ; étudiant en 7e année d'études médicales, FMSB, UYI. Tel : 94 79 98 14.

Superviseur : Pr. MBU Robinson ENOW / **Co-directeur** : Dr. NKWABONG Elie

But de l'étude : Le but est d'évaluer les facteurs de risque des hémorragies du post partum. Dans notre milieu les décès maternels restent un problème grave et évitable et l'étiologie majeure est le saignement excessif survenant après l'accouchement.

Procédure : Vous acceptez de participer à cette étude et vous vous engagez à :
- Répondre aux questions qui vous seront posées et permettre que votre dossier médical soit consulté ;
- Donner un échantillon de sang veineux périphérique, pour la réalisation d'un hématocrite avant l'accouchement
- Donner un nouvel échantillon de sang veineux périphérique, 24H à 48 après l'accouchement.

Avantages : Cette étude présente un double avantage : les examens vous seront faits gratuitement et les résultats consignés dans votre dossier pour aider à votre prise en charge. Aussi, vous contribuez à l'évaluation des facteurs de risque des HPP à Yaoundé.

Risque : Cette étude ne présente aucun risque majeur pour celle qui y prendra part. Les conditions d'asepsie seront respectées pour éviter tout risque de phlébite secondaire au prélèvement sanguin. Le matériel de prélèvement sera à usage unique. Le reste de prélèvement sanguin sera détruit.

Confidentialité : Toutes les informations recueillies directement ou par l'intermédiaire de votre dossier médical resteront confidentielles.

J'ai lu cette fiche de consentement. J'ai compris le but de cette étude, ses avantages et contraintes. J'accepte librement d'y participer.

Signature de la participante **Signature de l'investigateur**

ANNEXE 2 :

Yaoundé, le 21 Octobre 2013

MUTARAMBIRWA HENRI DONALD
Etudiant en Médecine 7ème année
07M116; FMSB - UYI,
E-Mail : *mutarah2@yahoo.fr*
Tel : (237) 94 79 98 14

A

Monsieur le Doyen de la Faculté de Médecine et
des Sciences Biomédicales (FMSB)

Objet : Demande de clairance éthique

Monsieur le Doyen,
    Je viens très respectueusement auprès de votre honorable personnalité, solliciter une clairance éthique pour mes travaux de recherche.
    Etudiant en 7ème année à la Faculté de Médecine et de Sciences Biomédicales de l'université de Yaoundé I, je prépare une thèse en vue de l'obtention du grade de Docteur en Médecine. L'intitulé de ma thèse est le suivant : « Facteurs de risque des hémorragies du post partum : une étude transversale analytique à Yaoundé».
    Elle est dirigée par le Pr MBU Robinson ENOW, chef de service de Gynécologie et obstétrique à la maternité principale de l'Hôpital Central de Yaoundé. Le protocole de thèse a été rédigé.
    Je souhaiterais pour ce faire, avoir votre approbation afin de pouvoir recruter des parturientes qui auront consenti à participer à l'étude. Une fiche de consentement éclairé leur sera au préalable présentée,
    Persuadé de l'importance que vous accordez à la recherche médicale, et dans l'attente d'une suite favorable, veuillez agréer, Monsieur le Doyen de la FMSB, l'expression de ma plus haute considération.

P.J : -Une copie du protocole de thèse.
      -Un support électronique dudit protocole.
      -photocopie de la Carte d'étudiant.
      -Photocopie du reçu de payement des droits universitaires

ANNEXE 3 : Autorisation de recherche de l'HCY

REPUBLIQUE DU CAMEROUN
Paix - Travail — Patrie

MINISTERE DE LA SANTE PUBLIQUE

SECRETARIAT GENERAL

DIRECTION DE L'HOPITAL CENTRAL DE YAOUNDE.

REPUBLIC OF CAMEROUN
Peace — Work - Fatherland

MYNISTRY OF PUBLIC HEALTH

SECRETARIAT GENERAL

DIRECTORATE OF THE YAOUNDE CENTRAL HOSPITAL

Yaoundé, le 1 5 NOV 2013

N° 552 L/MINSANTE/SG/DHCY/Stages

LE DIRECTEUR
A
MUTARAMBIRWA HERNRI Donald

Objet : Autorisation de recherche

Monsieur,

Je viens par la présente lettre vous marquer mon accord afin d'effectuer vos travaux de recherche à l'Hôpital Central de Yaoundé, sur le thème **"FACTEURS DE RISQUE DES HEMORRAGIES DU POST-PARTUM : UNE ETUDE TRANSVERSALE ANALYTIQUE A YAOUNDE"** sous la supervision du Professeur MBU Robinson.

Vous devez prendre contact avec le Conseiller Médical avant le début de vos recherches, pour l'admission dans le service.

Pendant la durée de vos recherches, vous devez vous conformer à la réglementation en vigueur à l'Hôpital Central de Yaoundé.

Par ailleurs, vous êtes invité à déposer un exemplaire corrigé de votre mémoire à la Bibliothèque de l'Hôpital Central de Yaoundé.

Veuillez agréer Monsieur, l'expression de ma parfaite considération./.

Pour le Directeur
Et par ordre le Conseiller Médical

www.hopitalcentral.org
BP : 87 Yaoundé.Tél/Fax (237) 22 23 20 89 E-mail : Hopitalcentral@Yahoo.Fr"Point focal responsable des stages"

ANNEXE 4 :

FICHE TECHNIQUE   N° ☐   date :

N° Q	I. **IDENTIFICATION**	Code
1.	**Noms et prénoms** ………………..……………………….. N° de téléphone :……………………………………………..	
2.	**Age** (ans) …………………………………………………………………………….	
3.	**Statut matrimonial :** 1 : Célibataire ; 2 : mariée ; 3 : Divorcée ; 4 : Veuve ; 5 : concubinage	
4.	**Profession :** 1 : ménagère ; 2 : Elève/Etudiante ; 3 : salariée public ; 4 : Salariée privé ; 5 : commerçante ; 6 : Secteur informel ; 7 : paysane	
5.	**Ethnie** 1 : Béti ; 2 : Bamiléké ; 3 : Bassa ; 4 : Bamenda ; 5 : Bafia ; 6 : Douala ; 7 : Bakoko ; Si autre autres ; préciser :………………………………………	
6.	**Religion :** 1 : Catholique ; 2 : protestante ; 3 : Témoins de Jéhovah ; 4 : Musulman ; 5 : aucune	
7.	**Lieu de résidence** ………………………………………………………..	
8.	**Lieu de résidence groupe :** 1 : Urbain ; 2 : semi urbain ; 3 : rural	
	II. **ANTECEDENTS ET FACTEURS DE RISQUE** A. **Gynéco-obstétrique**	
9.	**Gestité :** …	
10.	**Parité :** …	
11.	**Enfants prématuré :** 1 : Oui ; 2 : Non	
	Si Oui ; préciser le nombre :………………………	
12.	**Avortement :**….	
13.	**Nombre d'enfants vivants :** …	
14.	**Espace inter génésique entre grossesse précédente et actuelle (en mois) :**……	
15.	**Antécédents d'IVG :** 1 : Oui ; 2 : Non	
	Si oui à la question 14 : combien :………………………………	
	Curetage : 1 : Oui 2 : Non	
	Aspiration : 1 : Oui 2 : Non	
	Curage digital : 1 : Oui 2 : Non	
16.	**Myomes utérins :** 1 : Oui ; 2 : Non ; 3 : Ne sait pas	
17.	**Antécédents d'HPPi :** 1 : Oui ; 2 : Non	
	Si Oui, préciser la cause :……………………………………………	

	B. Médico- chirurgicaux
	Avez-vous des antécédents : 1 : Oui 2 : Non
18.	HTA : 1 : Oui 2 : Non
19.	Drépanocytose : 1 : Oui 2 : Non 3 : Ne sait pas (NSP)
20.	Hépatite virale : 1 : Oui 2 : Non 3 : Ne sait pas (NSP)
21.	Autres antécédents personnels ? : 1 : oui ; 2 : Non Si OUI, Préciser :...
22.	Avez-vous fait la sérologie VIH : 1 : Oui ; 2 : Non
23.	Sérologie VIH : 1 : Positive; 2 : Négative ; 3 : Indéterminée
24.	Paludisme en grossesse : 1 : Oui ; 2 : Non Si oui, à quel trimestre : 1 : premier trim. ; 2 :deuxième trim. ; 3 : troisième trim.
25.	MFIU : 1 : Oui ; 2 : Non
26.	Avez-vous déjà été opérée : 1 : Oui ; 2 : Non
27.	Antécédent de Césarienne : 1 : Oui ; 2 : Non Si OUI, quelle était l'indication :...
28.	Antécédents de Myomectomie : 1 : Oui ; 2 : Non Si autres, préciser :...............................
29.	Déchirures périnéales : 1 : Oui ; 2 : Non Si oui, Quel était le nombre :..........
	III. GROSSESSE ACTUELLE ; TRAVAIL ET ACCOUCHEMENT
30.	Nombre de CPN :..
31.	Avez-vous fait la NFS au 3ème trimestre : 1 : Oui ; 2 : Non
32.	Taux d'hémoglobine (g/dl) au 3ème trimestre :...................................
33.	Prophylaxie anti anémique : 1 : Oui ; 2 : Non
34.	Dose de TPI prises :...
35.	Avez-vous fait une échographie (2ème ou 3ème trimestre)? : 1 : Oui ; 2 : Non
36.	Nombre de fœtus (grossesse actuelle) : ....
37.	Hydramnios : 1 : Oui ; 2 : Non ; 3 : Ne sait pas (NSP)
38.	Utérus myomateux : 1 : Oui ; 2 : Non 3 : Ne sait pas (NSP)
39.	Placenta prævia : 1 : Oui ; 2 : Non 3 : Ne sait pas (NSP)
40.	Placenta abruptio : 1 : Oui ; 2 : Non 3 : Ne sait pas (NSP)
41.	Menace d'accouchement prématuré : 1 : Oui ; 2 : Non
42.	Saignement sur grossesse : 1 : Oui ; 2 : Non
43.	DDR : .../.../... DPA : .../.../...

	Age de la grossesse (en semaines d'aménorrhées=jrs) : ………………..	
	Hauteur utérine (HU) : ……………	
44.	**Travail** : 1 : spontané ; 2 : Induit ; 3 : Stimulation	
	préciser le médicament utilisé :	
	Ocytocine (syntocinon®) : 1 : Oui 2 : Non	
	Misoprostol (cytotec®) : 1 : Oui 2 : Non	
	Si Autres ; Préciser :…………………………………………………………….	
45.	**Stimulation du travail ;** 1 : Oui 2 : Non	
	Si OUI, avec quel médicament : ……………	
46.	**Durée mise en salle de travail et d'accouchement** (en H) :……………	
	Phase active(en heures) :…….Phase d'expulsion (en min) :…….Phase de la délivrance (en min):……	
47.	**Fièvre maternelle (en travail)** : 1 : Oui ; 2 : Non	
48.	**Rupture des membranes** : 1 : spontanée ; 2 : artificielle	
	Couleur du liquide amniotique(LA) : 1 : clair ; 2 : teinté ; 3 : méconial	
49.	**Accouchement** : 1 : Normal ; 2 : instrumental	
50.	**Poids fœtal à la naissance** (grammes) : ……………………………………	
51.	**GATPA faite :** 1 : Oui ; 2 : Non	
	Si OUI, avec quel médicament : syntocinon® : 1 : Oui ; 2 : Non	
	Méthergin® ; 1 : Oui ; 2 : Non	
	Cytotec® ; 1 : Oui 2 : Non	
	Autres ; Préciser :……………………………………………………..	
52.	Atonie utérine : 1 : Oui 2 : Non	
53.	Rétention placentaire : 1 : Oui 2 : Non	
54.	Déchirures cervicales :1 : Oui 2 : Non	
55.	Déchirures vaginales et/ou périnéales :1 : Oui 2 : Non	
56.	Episiotomie : 1 : Oui 2 : Non	
57.	**Prise en charge après l'accouchement :** Massage utérin : 1 : Oui 2 : Non	
	Délivrance artificielle : 1 : Oui 2 : Non	
	Révision utérine : 1 : Oui 2 : Non	
	Suture des parties molles : 1 : Oui 2 : Non	

	IV. SAIGNEMENT DU POST PARTUM ET PRISE EN CHARGE	
58.	**Taux d'hémoglobine en début de travail (en g/dl) :**	
	Taux d'hématocrite en début de travail (en %) :	
59.	**Quantité de sang perdu (ml) :**	
60.	**Diagnostic étiologique (si ≥ 500ml : estimation visuelle) :**	
	1 : Atonieutérine ; 2 : Rétention placentaire ; 3 : Déchirures cervicales	
	4 : Déchirures cervicales et vaginales ; 5 : Déchirures périnéales	
	6 : Episiotomie ; 7 : Troubles de l'hémostase	
	Si autres ; préciser :................................	
61.	**Prise en charge** (gestes obstétricales):	
	Massage utérin : 1 : Oui 2 : Non	
	Délivrance artificielle : 1 : Oui 2 : Non	
	Révision utérine : 1 : Oui 2 : Non	
	Compression de l'aorte abdominale : 1 : Oui 2 : Non	
62.	**Utilisation des utéro toniques : 1** : Oui 2 : Non	
	Oxytocine : 1 : Oui 2 : Non	
	Méthylergométrine : 1 : Oui 2 : Non	
	Misoprostol : 1 : Oui 2 : Non	
	Si Autres ; préciser :..	
63.	**Transfusion sanguine** : 1 : Oui ; 2 : Non	
	Si oui, Quantité(en ml) :..........	
64.	**Traitement chirurgical :** 1 : Oui ; 2 : Non	
	Si OUI	
	Suture des parties molles : 1 : Oui 2 :Non	
	Ligature des artères hypogastriques : 1 : Oui 2 :Non	
	Hystérectomie d'hémostase : 1 : Oui 2 :Non	
	Si Autres ; préciser :..	
65.	**Pronostic maternel :**	
	Anémie : 1 : Oui 2 :Non	
	Si oui degré de sévérité :.............	
	Choc hémodynamique : 1 : Oui 2 :Non	
	CIVD : 1 : Oui 2 :Non	
	Décès : 1 : Oui 2 :Non	
	Si autres Préciser :	
66.	**J1-J2 postpartum**	Taux d'hémoglobine :............................
		Taux d'hématocrite:......................

Annexe 5 : Hémoglobinomètre URIT 12

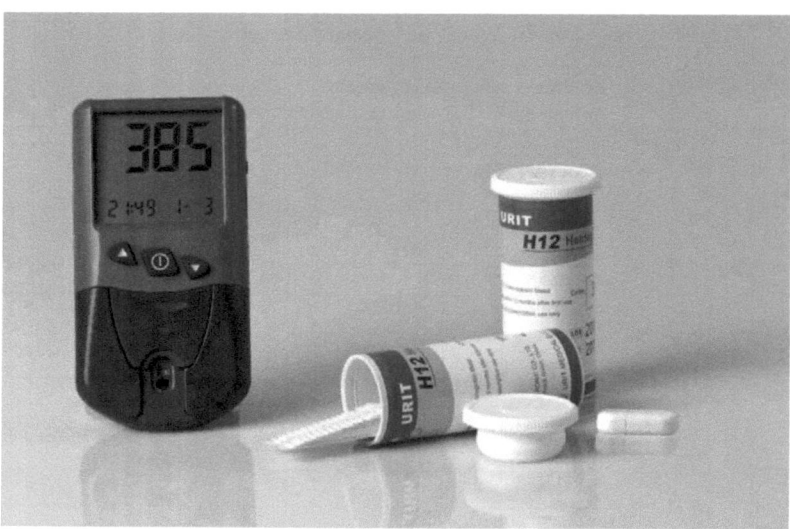

Figure 14: Hemoglobinomètre URIT12 avec bandelettes

Annexe 6 : Mode opératoire pour la réalisation de l'hématocrite.

Etape 1 : Asepsie rigoureuse avec un coton imbibé d'alcool à 95°.
Etape 2 : Piqure à l'aire de lancets stériles à usage unique.
Etape 3 : Application de la goutte de sang (13-15µl) sur le spot au niveau de la bandelette.
Etape 4 : Lecture en moins de 10 secondes sur l'écran de l'appareil.

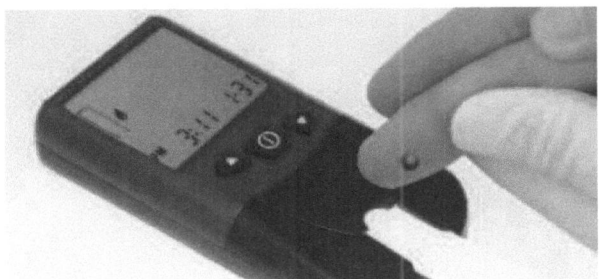

Figure 15: Application de sang sur la bandelette URIT 12

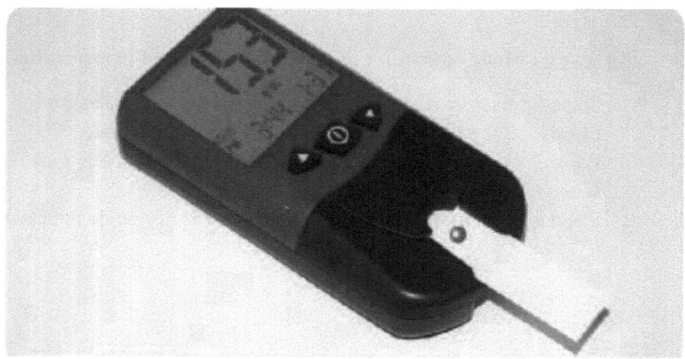

Figure 16: Lecture des résultats sur l'écran URIT 12

 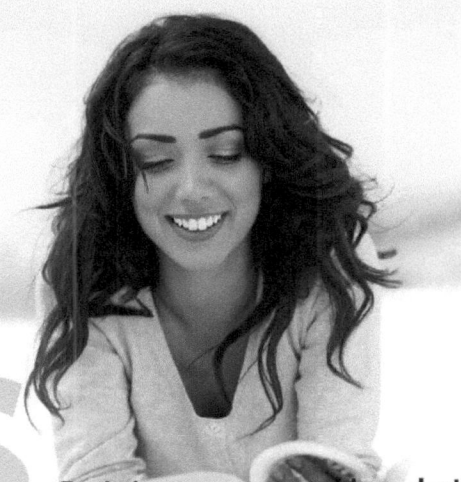

I want morebooks!

Buy your books fast and straightforward online - at one of the world's fastest growing online book stores! Environmentally sound due to Print-on-Demand technologies.

Buy your books online at

www.get-morebooks.com

Achetez vos livres en ligne, vite et bien, sur l'une des librairies en ligne les plus performantes au monde!
En protégeant nos ressources et notre environnement grâce à l'impression à la demande.

La librairie en ligne pour acheter plus vite

www.morebooks.fr

SIA OmniScriptum Publishing
Brivibas gatve 1 97
LV-103 9 Riga, Latvia
Telefax: +371 68620455

info@omniscriptum.com
www.omniscriptum.com

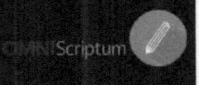

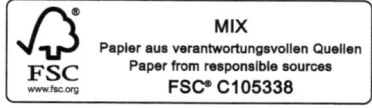

Printed by Books on Demand GmbH, Norderstedt / Germany